# 荣 获

◎ 第七届统战系统出版社优秀图书奖

◎ 入选原国家新闻出版广电总局、全国老龄工作委员会
办公室首届向全国老年人推荐优秀出版物名单

◎ 入选全国图书馆2013年度好书推选名单

◎ 入选农家书屋重点出版物推荐目录（2015年、2016年）

# 脂肪肝

## （第三版）

名医与您谈疾病丛书

学术顾问◎钟南山　陈灏珠　郭应禄　王陇德

总　主　编◎葛均波　张雁灵　陆　林

执行总主编◎夏术阶　李广智

主　　　编◎吴少祯

主　编◎周玉坤

中国健康传媒集团

中国医药科技出版社

# 内 容 提 要

本书重点介绍了脂肪肝的一般知识、病因、症状、诊断与鉴别诊断、治疗以及预防保健,通过对该疾病的系统介绍,使脂肪肝的相关知识得到进一步普及,指导广大人民群众远离脂肪肝,告别脂肪肝。本书适合临床医生、脂肪肝患者和家属阅读,更可作为广大人民群众提高自我保健能力的科普读物,尤其适合于脂肪肝高危人群阅读。

## 图书在版编目(CIP)数据

脂肪肝 / 周玉坤主编 . —3 版 . —北京:中国医药科技出版社,2021.1
(名医与您谈疾病丛书)
ISBN 978-7-5214-1979-5

Ⅰ . ①脂…  Ⅱ . ①周…  Ⅲ . ①脂肪肝 – 防治 – 问题解答  Ⅳ . ① R575.5-44

中国版本图书馆 CIP 数据核字(2020)第 163108 号

**美术编辑**　陈君杞
**版式设计**　南博文化

出版　**中国健康传媒集团** | 中国医药科技出版社
地址　北京市海淀区文慧园北路甲 22 号
邮编　100082
电话　发行:010-62227427　邮购:010-62236938
网址　www.cmstp.com
规格　710×1000mm $^1/_{16}$
印张　13
字数　183 千字
初版　2009 年 4 月第 1 版
版次　2021 年 1 月第 3 版
印次　2021 年 12 月第 2 次印刷
印刷　北京市密东印刷有限公司
经销　全国各地新华书店
书号　ISBN 978-7-5214-1979-5
定价　**38.00 元**

获取新书信息、投稿、为图书纠错,请扫码联系我们。

# 《名医与您谈疾病丛书》

# 编委会

# 出版者的话

党的十八大以来，以习近平同志为核心的党中央把"健康中国"上升为国家战略。十九大报告明确提出"实施健康中国战略"，把人民健康放在优先发展的战略地位，并连续出台了多个文件和方案，《"健康中国2030"规划纲要》中就明确提出，要加大健康教育力度，普及健康科学知识，提高全民健康素养。而提高全民健康素养，有效防治疾病，有赖于知识先导策略，《名医与您谈疾病丛书》的再版，顺应时代潮流，切合民众需求，是响应和践行国家健康发展战略——普及健康科普知识的一次有益尝试，也是健康事业发展中社会治理"大处方"中的一张有效"小处方"。

本次出版是丛书的第三版，丛书前两版出版后，受到广大读者的热烈欢迎，并获得多项省部级奖项。随着新技术的不断发展，许多观念也在不断更新，丛书有必要与时俱进地更新完善。本次修订，精选了44种常见慢性病（有些属于新增病种），病种涉及神经系统疾病、呼吸系统疾病、消化系统疾病、心血管系统疾病、内分泌系统疾病、泌尿系统疾病、皮肤病、风湿类疾病、口腔疾病、精神心理疾病、妇科疾病和男科疾病等，分别从疾病常识、病因、症状表现、诊断与鉴别诊断、治疗和预防保健等方面，进行全方位的解读；写作形式上采用老百姓最喜欢的问答形式，活泼轻松，直击老百姓最关心的健康问题，全面关注患者的需求和疑问；既适用于患者及其家属全面了解疾病，也可供医务工作者向患者介绍病情和相关防治措施。

本丛书的编者队伍专业权威，主编都长期活跃在临床一线，其中不乏学科带头人等重量级名家担任主编，七位医学院士及专家（钟南山、陈灏珠、郭应禄、王陇德、葛均波、陆林、张雁灵）担任丛书的学术顾问，确保丛书内容的权威性、专业性和前沿性。本丛书的出版不仅是全体患者的福音，更是推动健康教育事业的有力举措。

本丛书立足于对疾病和健康知识的宣传、普及和推广工作，目的是使老百姓全面了解和掌握预防疾病、科学生活的相关知识和技能，希望丛书的出版对于提升全民健康素养，有效防治疾病，起到积极的推动作用。

中国医药科技出版社

2020年6月

# 再版前言


脂肪肝又称肝内脂肪变性，是指由各种原因引起的肝细胞内脂肪蓄积过多，脂肪含量超过肝重量的5%，或在组织学上超过肝实质30%时，称为脂肪肝。近年来由于生活水平的提高、饮食结构的变化、酒精消耗量的增加和预防保健措施的相对滞后，脂肪肝的患病率不断升高。在中国是仅次于病毒性肝炎的第二位常见肝病，有专家预测脂肪肝在未来的10~20年内将成为第一位肝病。

脂肪肝多数无临床症状或仅有疲乏感，往往在体检或治疗其他疾病过程中意外发现，一般而言，脂肪肝属可逆性疾病，早期诊断并及时治疗常可恢复正常。不少患者，甚至个别医生认为脂肪肝无须处理，导致一些病人由脂肪肝演变成为脂肪性肝炎、肝硬化甚至肝癌。因此，普及脂肪肝基础知识，澄清人们的错误认识，对于防治脂肪肝十分必要。曾民德教授曾指出，由于脂肪性肝病早期症状不明显，大多数患者无明显特异性症状，不少医务人员和患者把该病视为良性可治可不治的疾病，贻误了及早发现和针对性治疗的合适时机，导致部分病例未能得到及时、规范、有效的诊治。

中国医药科技出版社非常重视医学科普工作，倡导编写《名医与您谈疾病丛书》。受丛书执行总主编李广智教授委托，我有幸邀请了上海交通大学第一人民医院、中国人民解放军济南军区总医院、第二军医大学长海医院的脂肪肝相关专家编写了《脂肪肝》这本科普读物。第一版、第二版面世后，受到了读者的广泛关注，除了一些好评，更多的是期待，他们希望加入一些新知识、新进展，希望了解更多的预防保健知识。读者的鼓励和期待让我们感到责任重大，我们尽自己所能增加了一些内容，充实了预防保健方面的知识，希望本书能够帮助读者较全面地了解脂肪肝，更好地防治脂肪肝。本书涉及的药物，因存在个体差异，患者在用药前需要咨询专业医生，在专业医生指导下用药。

感谢著名的中青年专家宛新建、张修礼、张迁等教授撰写了有关章节。本书的出版，得到中国医药科技出版社的大力支持，得到了上海市科学技术协会朱建坤主任和著名的心理学和精神医学专家李广智教授的鼎力帮助，特表衷心感谢。书中一定还有不足甚至错误的地方，敬请读者批评指正。

周玉坤

2020年7月

# 目录

## 常识篇

# 病 因 篇

# 症 状 篇

# 诊断与鉴别诊断篇

# 治 疗 篇

# 预防保健篇

# 常 识 篇

◆ 肝脏的位置、形态如何?
◆ 肝脏的主要功能有哪些?
◆ 肝脏在脂肪代谢中的作用是什么?
◆ 什么是血脂?
◆ 正常的血脂水平是多少?
◆ ......

## 肝脏的位置、形态如何?

肝脏是人体最大的腺体，也是最大的实质性脏器。我国成人肝脏平均重量为1300g左右，为体重的1/50。肝脏的位置位于右季肋区和腹上区，仅有小部分在左季肋区。肝上界与膈穹隆同高。肝脏的位置随呼吸、体位改变及体型而略有差异，肝在体表的投影，上界在右锁骨中线第5肋骨，右腋中线平第6肋骨；下界自右向左先平齐肋弓下缘，经腹上部斜向左上方，至左侧第7、8肋软骨接合处。

肝脏呈棕红色，质软而脆，分为脏面和膈面，前后两缘，左右两叶。右叶大而厚，左叶小而薄。脏面凹陷，有2条纵沟和1条横沟，连成"H"形。

## 肝脏的主要功能有哪些?

肝脏是人体内的一个巨大的"化工厂"，其功能相当复杂，几乎参与体内一切代谢过程，平时到医院检查的肝功能项目，只不过是其功能很小的一部分。概括地说，肝脏的功能分为以下几个部分。

（1）代谢功能：包括糖代谢、蛋白质代谢、脂肪代谢、维生素代谢、激素代谢。

（2）分泌和排泄胆汁的功能：肝脏在24小时内制造胆汁约1L，以促进脂肪在小肠内的消化和吸收。

（3）解毒功能：外来的或体内代谢产生的有毒物质，均要在肝脏解毒变为无毒的或溶解度大的物质，随胆汁或尿液排出体外。

（4）免疫功能：肝内富含吞噬细胞，能吞噬和清除入侵和内生的各种抗原，是机体防御系统的主要组成部分。

（5）凝血功能：几乎所有的凝血因子都由肝脏制造。在人体凝血和抗凝两个系统的动态平衡中，肝脏起着重要的调节作用。

（6）造血功能：在胚胎第8~12周时肝脏为主要造血器官，出生后停止造血功能。但在某些病理情况下，肝脏可以恢复一定的造血功能。

# 肝脏在脂肪代谢中的作用是什么？

（1）脂肪的改造：从消化道吸收到体内的食物脂肪，首先在肝脏改造使其与人体内脂肪同化，变长链脂肪酸为短链脂肪酸，变饱和脂肪酸为不饱和脂肪酸或变不饱和脂肪酸为饱和脂肪酸。经改造同化后的脂肪一部分运到皮下脂肪库贮存，一部分氧化后生成酮体，再转运到全身进一步氧化提供热能。

（2）水解氧化脂肪：体内许多组织细胞和肝细胞内都有水解脂肪能力。肝细胞膜内有脂蛋白脂肪酶，肝细胞从肝血窦中摄取乳糜微粒在脂蛋白的脂肪酶作用下将其水解为甘油和脂肪酸。

（3）氧化分解甘油：甘油在肝细胞内经一系列酶的作用下，变成丙酮酸，再参加三羧酸循环氧化生成水和二氧化碳，释放出热量供组织细胞生命活动应用。

（4）氧化分解脂肪酸：脂肪酸在供氧充足的情况下，在肝细胞中经一系列酶的作用，变成乙酰辅酶A，后者在肝内或其他组织内通过三羧酸循环彻底氧化为二氧化碳和水，释放出大量热量。

（5）合成和降解脂蛋白：肝在脂蛋白代谢中居中心地位。它参与除脂蛋白乳糜微粒（CM）外所有脂蛋白的合成过程，而且是合成的唯一部位，也是各种脂蛋白降解的主要场所。

# 什么是血脂？

血脂是血液中脂质成分的总称。所谓脂质，指的是一大类不溶解于水而溶解于有机溶剂（如乙醇、乙醚和三氯甲烷）的有机化合物，其中常见的有胆固醇、甘油三酯和磷脂等。人体血液中的脂质成分，既可从食物吸收后加工而得，也可利用其他物质在体内自行合成。脂质是人体必需的物质，具有十分重要的生理功能，一旦由于某种原因引起血中含量过高或过低时都可能给身体健康带来不利的影响。上述各种脂质成分既然不溶解于水，当然也不可能溶解于血液之中，因此，它们必须与某些特异的蛋白质结合成"脂蛋白"分子，方能在血液中进行运转。换句话说，血脂在血液中实际上是以脂蛋白的形式存在的。而脂蛋白则是脂质和蛋白质的复合物。其中的蛋白质部分有一个特殊名称，叫"载脂蛋白"。

## 正常的血脂水平是多少？

血清中血脂的浓度由总胆固醇、甘油三酯、低密度蛋白、高密度脂蛋白共同决定。总胆固醇的浓度一般<6.50mmol/L，正常值为3.10~5.70mmol/L；血清甘油三酯<2.26mmol/L，正常值在0.45~1.70mmol/L之间；血清高密度脂蛋白>0.905mmol/L，正常值在0.78~2.00mmol/L之间；血清低密度脂蛋白在1.81~4.92mmol/L之间。

## 脂肪肝患者血转氨酶升高的意义是什么？

脂肪肝患者最常见的实验室检查结果是氨基转移酶升高，常表现为一种或两种氨基转移酶（谷丙转氨酶ALT、谷草转氨酶AST）增高，血清氨基转移酶升高对确诊脂肪肝并无太大意义，但是，肝脏酶学水平升高的脂肪肝患者比酶学水平正常的患者发展为进行性肝病的风险要高。

## 高脂血症分为几种类型？

高脂血症分型较为复杂，它有病因分型、表型分型、基因分型、简易分型等4种，现在的临床诊疗绝大部分采用简易分型。高脂血症的简易分型可分为：①高胆固醇血症，表现为总胆固醇（TC）明显升高，而甘油三酯（TG）基本正常。②高甘油三酯血症，表现为TG明显升高，而TC基本正常。③混合型高脂血症，表现为TC和TG均升高。

## 脂蛋白分哪几种类型？

血液中的脂肪通常是以脂蛋白的形式存在，能够顺利进行跨细胞膜转运。脂蛋白可分为乳糜颗粒、极低密度脂蛋白、低密度脂蛋白和高密度脂蛋白。甘油三酯含量越低，脂蛋白密度就越高，因此，低密度脂蛋白浓度越高表明血清中甘油三酯含量越高。

## 什么是中性脂肪？

中性脂肪即是甘油三酯，有人也称"血油"。甘油三酯的来源主要是碳水化合物，所以有高甘油三酯的人应尽可能避免砂糖、果糖、酒等物品。甘油三酯高到5g/L以上，可能造成急性胰腺炎的发作。若长期处于高甘油三酯的状态下，其可囤积在皮下组织形成皮下脂肪，进而导致肥胖；可囤积在血管壁，造成动脉硬化；可囤积在肝脏，形成脂肪肝；可囤积在心脏周围，造成"心包油"与心脏肥大。

## 人体脂类如何分布？

人体内的脂类，可分为储脂（可变脂）和基本脂（固定脂）两大类。储脂主要分布在皮下结缔组织、腹腔大网膜及肠系膜等处，以脂肪组织形式存在，一般可达体重的10%~20%，当机体需要能量多而糖又供应不足时，储脂就被大量动员而运输至组织中进行氧化，故储脂的含量不固定。它随机体能量来源与消耗的情况而变动。至于基本脂则以类脂为主要成分，约占体重的5%。它们与蛋白质结合，以脂蛋白形式存在于细胞膜和细胞的某些亚细胞结构中，在细胞中的含量比较恒定，不易受机体生理条件的影响，但也在不断地自我更新。

## 脂肪是怎样储存和动员的？

人体吸收的脂肪大部分通过小肠绒毛的中央乳糜管，从淋巴进入血液；少量也可直接经门静脉进入肝脏流入血液，以脂蛋白形式运输至全身各组织器官；其中一部分以储存脂形式积存于皮下脂肪组织、大网膜以及内脏周围等处（这些地方称为脂库）。脂库中储存的脂肪，经常有一部分水解成甘油和脂肪酸，称为脂肪的动员。

## 脂肪细胞有哪些功能？

脂肪细胞已经不再被认为是只能储存能量的细胞。按照脂肪细胞的颜色、部位及结构功能的不同，将脂肪细胞分为两型，即白色脂肪细胞和棕色脂肪细胞。脂肪细胞除了能储备和产生能量，还可分泌数十种肽类和活性因子如瘦素、脂联素、抵抗素、内皮素、类固醇激素、转化生长因子、肿瘤坏死因子、白介素等。通过内分泌、旁分泌和自分泌的形式，参与免疫反应、血管调节、能量代谢以及脂肪细胞分化和生成的调控。

## 什么是瘦素？

瘦素是一种由白色脂肪组织分泌的亲水多肽激素，血液循环中的瘦素分子量为16000，含146个氨基酸。瘦素的功能是多方面的，主要表现在对脂肪及体重的调控，包括以下几点。

（1）抑制食欲：瘦素与下丘脑的受体结合引起神经肽 Y 分泌减少和黑色素细胞刺激激素分泌增加，进而引起食欲降低，能量消耗增加。

（2）增加能量消耗：瘦素可作用于中枢，增加交感神经活性，使大量贮存的能量转变成热能释放。

（3）对脂肪合成的影响：瘦素可直接抑制脂肪合成，促进其分解。

（4）对内分泌的影响：胰岛素可促进瘦素的分泌，反过来瘦素对胰岛素的合成、分泌发挥负反馈调节。瘦素对甲状腺激素、皮质酮、生长激素也有一定影响。

（5）其他作用：瘦素尚可增加尿量、升高血压、增加心率、促进性成熟、逆转营养不良所致的免疫抑制状态、刺激造血干细胞的增生、参与造血等。

## 补充瘦素能治疗肥胖症吗？

事实上，肥胖者脂肪组织中瘦素的表达及其在血浆中的浓度不仅不低，反而升高，肥胖者血中瘦素的浓度为正常人的2倍、消瘦者的3倍以上，且与肥胖的严重程度呈显著正相关。对此矛盾现象的解释目前有两种观点：一为瘦素抵抗，认为是由于瘦素通过血脑屏障障碍或受体后缺陷，使瘦素无法通过靶组织而发挥作用。另一观点认为瘦素分泌的波峰及脉冲频率变化可能导致肥胖。所以利用瘦素治疗肥胖症还不现实。

## 为什么说减肥应从娃娃抓起？

脂肪细胞的数目究竟是由遗传决定的，还是细胞发育有一最适合增殖的关键时期，关于这一问题目前仍有争论。不过大多数学者认为脂肪细胞在人体各个生长发育时期均能增殖，但主要在婴儿早期和青春期前后，在这两个阶段如过多摄入能量，便会导致脂肪细胞数目永久性地增多，而成人脂肪组织量的增加是通过既存脂肪细胞增大体积，而不是通过增多脂肪细胞数目来实现的，体重下降是由于脂肪细胞体积减小，并非由于脂肪细胞数目减少，脂肪细胞的数量在20岁就不再改变，因此最成功的减肥计划应从娃娃抓起。

## 什么是肥胖症？

因体脂增加使体重超过标准体重20%或体重指数〔BMI=体重（kg）/身

高的平方（m²）]大于24kg/m²者称为肥胖症。分为单纯性肥胖症和继发性肥胖症两大类。单纯性肥胖症指无内分泌、代谢等疾病，主要由于摄食过多所致，可有一定遗传因素。继发性肥胖主要为神经内分泌疾病所致，如下丘脑病变、肾上腺皮质功能亢进、甲状腺功能减退、性腺功能低下、药物、垂体病变、糖尿病等。

## 内脏型肥胖与皮下脂肪型肥胖哪种更易引起脂肪肝？

肥胖者多伴有脂蛋白代谢异常和脂肪肝，但脂蛋白代谢异常与肥胖和脂肪肝的程度并不平行。有学者把腹部内脏脂肪堆积（"将军肚"）称为恶性肥胖。这里所谓的"恶性"二字与肿瘤领域里的"恶性"二字不同。恶性肥胖是指易合并糖尿病、高脂血、高血压和脂肪肝及冠心病的肥胖症。这种肥胖对减肥治疗效果的反复性很大。良性肥胖是指臀部、大腿脂肪沉积，其脂代谢紊乱相对较恶性肥胖要少得多。

内脏型肥胖的诊断有精确方法及简易方法两种。精确方法指对患者行CT、MRI（磁共振）检查，以测量第4、5腰椎间横断面（平脐部位）水平的腹部脂肪含量判断结果，这一平面上的腹内脂肪面积大于100cm²即可诊断。简易方法主要通过测量腰围、腰臀比（WHR）、腰股比（WFR）、BMI等指数综合判断。一般认为，亚洲人男性腰围大于90cm，女性大于80cm，或BMI大于28kg/m²。即可诊断。

男性型肥胖常表现为上半身脂肪蓄积，又称中心型肥胖、腹部肥胖、内脏型肥胖，即恶性肥胖；女性型肥胖多表现为下半身脂肪蓄积，又称皮下脂肪型肥胖、末梢型肥胖、臀部及大腿肥胖，即良性肥胖。由于体内蓄积的脂肪分布不同，诱发肥胖相关疾病的发病率也迥然不同。恶性肥胖者中，糖尿病、脂肪肝、高血压和冠心病等代谢综合征的发病率很高。

因此，体内脂肪的分布异常较之单纯的脂肪蓄积量，在与代谢循环动态的异常上有着更密切的关联。在营养过剩型脂肪肝，有可能的致病原因不是一般意义上的肥胖，即不是量的肥胖而是质的肥胖。内脏脂肪肥胖在与脂肪肝形成的关联上比皮下脂肪蓄积更有意义。因内脏脂肪主要是指位于肠系膜的脂肪，此处脂肪组织极度活化，而来自肠系膜脂肪的游离脂肪酸很易在肝内高浓度蓄积。在内脏脂肪型肥胖中，合并内分泌疾病的发生率较高，故必须优先进行基础疾病的治疗。

## 肥胖症如何分度？

当一个人的体重超过标准体重10%时，称为超重；超出标准体重的20%，称为轻度肥胖；超出标准体重的30%，称为中度肥胖；超出标准体重的50%以上，称为重度肥胖。

## 什么是脂肪肝？

正常情况下，健康人肝脏脂肪含量占肝脏重量的3%~5%，其中磷脂占50%以上，甘油三酯占20%，游离脂肪酸占20%，胆固醇占7%，胆固醇酯约占3%。脂肪肝的基本概念应从狭义和广义去定义。狭义的定义是肝内甘油三酯储积大于肝脏湿重的5%，光镜下每单位面积肝实质细胞脂变大于30%。而广义的定义是：脂肪肝是遗传－环境－代谢应激相关因素所致，病变主体在肝小叶，以肝细胞脂肪变性为主的临床病理综合征，是全身性疾病在肝脏的一种病理改变，相关综合征包括代谢综合征、胰岛素抵抗综合征、肥胖综合征等。

## 脂肪肝如何按肝细胞内积蓄脂肪性质分类？

按肝细胞内积蓄脂肪性质分为两类：①甘油三酯性脂肪肝，肝细胞内积蓄过量的甘油三酯，且血液中甘油三酯的量也升高，临床上的绝大多数脂肪肝属于这一类型。②磷脂性脂肪肝或胆固醇性脂肪肝，肝细胞内积蓄过量的磷脂或胆固醇。本类脂肪肝仅占少数病例。

## 脂肪肝病理上分哪几种类型？

根据肝细胞内脂肪滴大小将脂肪肝分为两大类：①小泡性脂肪肝，肝细胞内积蓄的脂肪滴很小，肝脏内含有的多余脂肪相对较少，病情较轻，预后较好。②大泡性脂肪肝，肝细胞内积蓄的脂肪滴过大，肝脏内含有的多余脂肪所占比例大，病情较重，预后较差，任其发展可变成肝纤维化、肝硬化。小泡性脂肪肝也可以是大泡性脂肪肝的早期或恢复期表现，但典型的小泡性脂肪肝多呈急性起病，而大泡性脂肪肝常为慢性隐匿性发生。

## 肉眼观察到的脂肪肝是什么样子？

轻度脂肪变性时，很难在显微镜下见到病变，且在大体标本上亦无明显变化。当镜下所见脂肪变性的肝细胞数量超过1/3时，或肝内贮脂量明显超过5%，达到10%或更多时，肉眼观察方能发现异常。此时肝脏体积增大，重量增加，可由正常时的1.3~1.5kg增至3~6kg。肝边缘（主要是前缘）由正常时的较薄、较锐变为增厚而钝圆。肝的颜色隐隐呈现出斑块状的或弥漫性的淡黄色。严重时，肝质地变软，犹如面团感，压迫肝表面可形成凹陷。上述肝脏表面所呈现的异常变化，在剖腹术或腹腔镜手术时如仔细加以观察，应可识别。

将病变肝脏剖开时，肝实质往往向剖面凸出，这是肝实质因脂肪变而肿胀，剖开后，处于紧拉状态的包膜后缩，病理学上称之为"包膜外翻"。剖面上的肝实质颜色亦变浅呈不同程度的黄红相间状或弥漫性的淡黄色，并有油腻感。十分严重的脂肪肝，其剖面几乎与脂肪组织无法区别。

## 临床上脂肪肝分哪几种类型？

临床上按疾病的病因将脂肪肝分为两大类：酒精性脂肪肝和非酒精性脂肪肝。酒精性脂肪肝是指长期饮酒引起慢性酒精中毒，进而出现脂肪肝。

非酒精性脂肪肝的致病病因复杂，分为以下几种。

（1）营养失调性脂肪肝：①营养过剩性脂肪肝，人体过量地摄入脂肪、蛋白质、糖类通过生化反应在体内转化为脂肪，堆积在肝脏形成脂肪肝。②营养不良性脂肪肝，蛋白质摄入不足，不能合成载脂蛋白，以致甘油三酯堆积在肝脏形成脂肪肝；另外热量不足、缺乏营养，机体就会动员组织中的脂肪分解，过多的脂肪酸在肝脏堆积，形成脂肪肝。

（2）肥胖性脂肪肝：肝内脂肪堆积的程度与体重成正比，肥胖人一定要定期体检，早期发现脂肪肝。

（3）药物性脂肪肝。

（4）肝炎后脂肪肝。

（5）代谢性脂肪肝：代谢性脂肪肝是指由患有代谢性疾病而肝脏脂肪代谢异常引起的疾病。包括两种情况：一种是糖尿病、高脂血症、甲状腺功能障碍、内分泌功能失调等。另一种是先天性遗传性疾病，如糖原贮积病、肝豆状核变性等。

## 脂肪肝如何分度？

根据B超检查或病理检查分为轻度、中度、重度。轻度脂肪肝，肝脏脂肪含量为5%~10%或光镜下30%以上的肝细胞发生脂肪变；中度脂肪肝，肝脏脂肪含量为10%~25%或光镜下50%~75%的肝细胞发生脂肪变；重度脂肪肝，肝脏脂肪含量大于25%或光镜下75%以上的肝细胞发生脂肪变。

## 脂肪肝如何分期？

脂肪肝根据血生化及B超检查结合临床病理特点分为三期：单纯性脂肪肝、脂肪性肝炎、脂肪性肝硬化。单纯性脂肪肝一般临床症状、体征不明显，肝功能指标正常或略有升高，血脂指标正常或轻度升高，B超有轻度或中度改变；脂肪性肝炎临床症状、体征较明显，有乏力、气短、厌食、肝区不适、肝脾肿大等，肝功能明显异常，B超有中度改变；脂肪性肝硬化临床症状、体征明显，出现肝掌、蜘蛛痣、肝脾肿大，质地较硬，舌质紫暗有瘀血点，舌底静脉曲张，肝功能异常，门静脉、脾静脉增宽，凝血机制异常，腹壁静脉曲张，B超常为"明亮肝"。

## 引起脂肪肝的常见药物有哪些？

引起药物性脂肪肝的常见药物有：①四环素类，四环素性脂肪肝多见于孕妇，用药15天即可发生，病死率可达75%。②长期应用皮质激素，在引起类库欣综合征的同时，可伴有脂肪肝发生。③抗肿瘤药如嘌呤霉素、甲氨蝶呤等可引起肝脏脂肪变性。④降血脂药，有些降血脂药如氯贝丁酯等，使用不当，反会加重脂肪肝。⑤一些中草药及矿物药如中药大枫子、三氧化二砷均可引起肝脂肪变性。⑥抗结核药，异烟肼。

## 脂肪肝有急慢性之分吗？

脂肪肝并非临床上一个独立的疾病，而是各种原因引起的肝脏脂肪蓄积过多的一种病理状态，其病程和预后不一。生活或工作中接触大量工业和环境中的有毒化学物质如四氯化碳、三氯甲烷、黄磷，静脉应用大剂量四环素（每日大于2g），妊娠期急性脂肪肝及Reye综合征等所致的小泡性脂肪肝，多呈急性起病，临床表现及预后与急性重症病毒性肝炎相似，通常伴有明显的肝功能障碍，严重病例于数小时内死亡。但经过有效处理，病情可在短期内迅速好转，不留任何后遗症。酒精、肥胖症和糖尿病等引起的大泡性脂肪肝，多为隐匿性起病，临床表现轻微且无特异性、肝功能仅轻度异常或正常，故常在健康体检或胆石症、病毒性肝炎等病进行B超检查时发现。病程相对较长，一般呈良性经过，但部分患者可发展为肝纤维化及肝硬化。因此，与病毒性肝炎一样，脂肪肝也有急性和慢性之分。

# 脂肪肝的发病机制是什么？

一般认为，脂肪肝是甘油三酯的合成和分泌两者之间的不平衡所致，甘油三酯在肝细胞内的堆积，可以由甘油三酯合成过多或肝细胞本身排除甘油三酯过少而致。理论上，下面任一环节发生障碍时均可引起脂肪肝。①从饮食摄取的热量过多，游离脂肪酸过多进入肝脏，或超出肝脏的处理能力。②脂肪组织动员大量脂肪酸移入肝脏。③肝脏中性脂肪合成作用增强。④肝脏氧化脂肪酸的作用减弱。⑤肝脏合成脂蛋白的作用减退。⑥肝脏中性脂肪向体循环移出减少。

# 什么是脂肪肝的"二次打击"学说？

"二次打击"学说对脂肪肝的发病机制作了精确的概括。初次打击（如肥胖、糖尿病、脂代谢异常、酒精、药物等）导致肝脏脂代谢紊乱，过剩的脂类物质暂时沉积在肝细胞内，但肝功能并未受较大的影响；第二次打击是在脂质过氧化持续增加并产生大量"肝细胞毒性"物质，致炎细胞因子激活，从而导致诱发脂肪肝性肝炎、坏死和纤维化。在脂肪肝发病早期，脂肪在肝细胞内暂时"沉睡"，肝细胞的结构和功能仍保持高度完整性，此时，如果采取积极有效治疗，"沉睡脂肪"可以被"唤醒"并转运到肝外组织中，作为有效能源重新被人体利用，脂肪肝可以彻底治愈。所以脂肪肝治疗宜趁早进行。

# 脂肪肝的发展规律和结局是什么？

脂肪肝的最终结局是发展为肝纤维化、肝硬化。酒精性脂肪肝可以不经过酒精性肝炎阶段而直接发展为肝纤维化、肝硬化，即单纯酒精性脂肪肝→酒精性脂肪肝合并静脉周围纤维化→酒精性肝硬化。

非酒精性脂肪肝则需经过脂肪性肝炎阶段才能发展为肝纤维化、肝硬化，即按传统的坏死→炎症→纤维增生模式发展。

## 什么是酒精性脂肪肝？

酒精性脂肪肝是由于长期、过量饮酒导致的肝脏受损，肝细胞内脂质过度堆积的病变过程，属于酒精性肝病的一种。肝脏是乙醇代谢的唯一器官，大量饮酒可以造成肝细胞的损伤，当酒精损害到肝脏脂肪代谢的任何一个环节，均可以造成肝细胞内的脂肪堆积而发生脂肪肝。酒精还可以增加周围脂肪组织的"脂肪动员"，释放出大量脂肪酸进入肝脏并合成大量脂肪。同其他类型的脂肪肝相比较，酒精性脂肪肝更易诱发脂肪性肝炎、肝纤维化和肝硬化。

## 什么是非酒精性脂肪肝？

非酒精性脂肪性肝病（NAFLD）是指除外酒精和其他明确的损肝因素所致的，以弥漫性肝细胞大泡性脂肪变为主要特征的临床病理综合征，其疾病谱包括单纯性脂肪肝、脂肪性肝炎（NASH）、脂肪性肝纤维化和脂肪性肝硬化四个从轻到重的病理阶段，胰岛素抵抗和遗传易感性与其发病关系密切。随着肥胖和糖尿病的发病率增加，NAFLD现已成为我国常见的慢性肝病之一，严重危害人民健康。目前NAFLD已成为无症状性转氨酶升高的首要病因，部分还会进展至终末期肝病，某些还与肝脏肿瘤有关。高脂血症患者中，高甘油三酯血症较高胆固醇血症患NAFLD的危险性更大。性别差异也可能存在，大多数研究认为女性多见，但也有男性多发的报道。

## 什么是单纯性脂肪肝？

单纯性脂肪肝指肝组织学改变以肝细胞脂肪变性为主，而不伴有肝细胞坏死、炎症、纤维化或肝硬化的病理状态。引起单纯性脂肪肝的因素很多，概括起来主要有：食物中脂肪供应过多、血浆游离脂肪酸过多、肝内脂肪酸利用减少、肝内合成三酯酰甘油能力增强、极低密度脂蛋白合成及分泌障碍。

## 什么是脂肪肝性肝炎？

脂肪性肝炎系指继发于大泡性肝细胞脂肪变的肝炎，根据病因可将脂肪性肝炎分为酒精性肝炎和非酒精性脂肪性肝炎两大类。两者的肝组织学改变基本相似，均表现为在肝脏脂肪变性的基础上，出现肝细胞气球样变、小叶内和门管区中性粒细胞为主的混合性炎症细胞浸润。部分脂肪性肝炎尚伴有Mallory小体和肝细胞巨大线粒体。

## 什么是脂肪肝性肝纤维化？

脂肪肝性肝炎得不到及时的控制和改善，肝细胞发生炎症坏死，肝内纤维结缔组织异常增生。Ⅰ型和Ⅲ型胶原沉积，细胞外基质（ECM）过度沉积，肝小叶组织结构变得混乱，最终造成不可逆转的组织学破坏，形成脂肪肝性肝纤维化。

## 什么是脂肪肝性肝硬化？

脂肪肝性肝纤维化进一步发展，肝内纤维结缔组织重度增生，肝小叶织结构改进、假小叶及再生结节形成，形成脂肪肝性肝硬化。

## 脂肪肝有哪些常见并发症？

（1）高脂血症：高脂血症是脂肪肝最为主要的并发症，也可以说是直接致病原因。尤其是高甘油三酯或伴高胆固醇血症者，最为常见。其主要表现头晕、头痛、胸闷不适等症状。

（2）高黏血症：血液中纤维蛋白原成分含量升高，各种纤维因子浓度过高，从而血液黏度升高。其主要表现有肢体麻木、头晕胸闷，易并发动脉、静脉血栓等病症。

（3）肝纤维化与肝硬化：因为长期脂肪肝失于治疗，且各种致病因子持久或反复地作用于肝脏组织，引起肝细胞变性、坏死、再生和纤维组织异常增生等一系列病理变化，其结果扰乱了肝组织的正常结构，导致肝脏形体异常、质地变硬。临床表现以肝功能减退和门静脉高压等所引起的一系列症状，如消化不良、疲乏、出血、色素沉着、腹水、精神症状等。实验诊断可见肝功能异常、肝纤维化指标升高，甚至表现出凝血机制异常等。

## 脂肪肝常合并哪些疾病？

（1）肠胃病：脂肪肝直接影响到食物的消化吸收，出现胃肠功能紊乱，出现食欲减退、消化不良等症状。

（2）胆囊炎、胆结石：脂肪肝为胆石症形成的危险因素，非酒精性脂肪肝与胆固醇性结石有关，脂肪性肝硬化与黑色素结石的高发有关。

（3）糖尿病：脂肪肝可影响糖代谢，导致葡萄糖耐量减退甚至发生显性糖尿病。

（4）动脉粥样硬化和心脑血管疾病：脂肪肝与动脉粥样硬化和心脑血管疾病关系极为密切。

（5）高血压：脂肪肝是一个独立的高血压病的危险因素。

（6）性功能障碍：脂肪肝引起肝损伤后，体内激素灭活机制障碍，男性出现阳痿、性欲减退；女性出现月经紊乱、闭经、性淡漠等。

（7）视力障碍：脂肪肝患者易出现一过性黑矇，视物模糊、眼睛容易疲劳，视力降低等。

（8）缩短寿命：脂肪肝可影响人体正常代谢，使人寿命缩短。

# 脂肪肝对人体有哪些危害？

肝脏是全身免疫调控的中心，具有吞噬、杀灭病原微生物，清除衰老细胞，清除内毒素并分泌细胞因子等调整免疫及抗肿瘤作用。当大量脂肪沉积在肝脏时，肝细胞的正常功能发生障碍，从而容易造成免疫功能低下，合并各种感染如菌血症、细菌性心内膜炎、尿道炎、自发性细菌性腹膜炎等。

同时肝脏还是体内的解毒中心，每天自身代谢产生的终末产物、肠道产生的大量内毒素、食物中的化学物质、各种药品，都要经过肝脏的解毒。患脂肪肝时这些功能低下，毒物在体内蓄积，可造成中枢神经系统功能障碍、药物中毒等一系列病变。

肝脏还与血液凝结有密切关系，肝功能低下会发生凝血障碍，导致鼻出血、牙龈出血等。

人体内有大量的各种各样的激素如雌激素、皮质醇、胰岛素等。肝脏是它们降解、排泄、转化、储存的主要场所。脂肪肝致使激素的功能发生障碍，产生女性月经不调或闭经，男性乳房发育及性功能减退等症状。

肝脏参与人体糖、蛋白质、脂肪三大物质的代谢，是合成能量的器官。脂肪肝使脂类的代谢、运转、能量转化发生障碍，能量代谢紊乱，出现消化不良、食欲减退、腹泻等消化道症状，并且易合并其他疾病，如高血脂、高血压、高血糖等。肝功能下降，在肝内合成的磷脂和血浆蛋白会减少，严重影响神经和血管功能，引起记忆衰退和动脉硬化。肝脏白蛋白合成能力下降，而白蛋白是维持组织器官功能的重要蛋白质。此外，它的免疫功能对衰老细胞的清除起重要作用，如红细胞的寿命为120天，如不能及时清除，新生红细胞不能释放出来，红细胞超期服役，其携氧能力、变形能力、内分泌功能、免疫能力均下降，人体内大量超期服役的细胞存在，可造成人体的各种功能低下。

如果脂肪长期在肝内过度蓄积，肝脏血液供应、氧气供应及自身的代谢受到持续影响，就会造成肝细胞大量肿胀、炎症浸润及变性坏死。一旦肝脏有纤维增生及假小叶形成，就成为肝硬化。

## 为什么说脂肪肝容易诱发或加重糖尿病？

糖尿病是由于胰岛素分泌不足或胰岛素抵抗而形成的以糖代谢紊乱为主的疾病，其特征是高血糖、高血脂、高氨基酸血症。据调查糖尿病患者中合并脂肪肝约50%，脂肪肝患者中合并糖尿病的有30%~40%，脂肪肝患者的血糖水平明显高于正常人，肥胖性脂肪肝患者若血糖浓度超过正常水平，虽未达到糖尿病的诊断标准，一般认为是糖尿病前期。脂肪肝与糖尿病是一对难兄难弟，两者兼有的话将给治疗带来更大的困难，顾此失彼，加速病情发展。

## 为什么说脂肪肝容易促进动脉粥样硬化的形成？

脂肪肝患者常伴有高脂血症，血液黏稠度增加，其中的低密度脂蛋白因其分子量极小，很容易穿过动脉血管内膜在血管壁沉着，使动脉弹性降低，管径变窄，柔韧性减弱，最终导致血液循环障碍，血管破裂，危及生命。

## 哪些情况的脂肪肝比较难治？

（1）重度脂肪肝难治。因为轻、中度脂肪肝可逆转性较大，肝细胞主要表现为脂肪变性、肿大，而重度脂肪肝的逆转性很小，肝细胞坏死，肝纤维化形成，汇管区脂肪浸润，有的已发展为肝硬化。

（2）具有遗传性质的脂肪肝难治。这类患者往往有家族史，有遗传性疾病、内分泌疾病，病因复杂。

（3）过敏体质的患者难治。

（4）急性重症肝炎合并脂肪肝难治，这种情况预后凶险，当以挽救生命为主，治疗脂肪肝是以后的事情。

（5）妊娠性脂肪肝难治。

（6）肝硬化、结核病、心脏病、糖尿病、肾炎等患者如合并脂肪肝治疗难度较大，治疗时间较长。

## 什么是肥胖性脂肪肝？

肥胖性脂肪肝是指由于机体能量严重过剩，肝脏内甘油三酯的合成远远大于分解，从而引起部分脂肪在肝细胞内沉积的病变过程。肥胖是非酒精性脂肪肝最常见的危险因素，约50%以上的肥胖者患有非酒精性脂肪肝。调查资料显示，我国人群中的肥胖者已超过7000万，城市的中小学生超过20%。值得重视的是，社会上肥胖人数正以5年翻一番的速度增长，肥胖性脂肪肝的防治不容忽视。

## 什么是营养不良性脂肪肝？

所谓营养不良性脂肪肝，是指营养物质摄入不足或吸收不良，尤其是蛋白质严重缺乏，致使脂蛋白生成不足，与此同时，糖皮质类固醇分泌增多，储存脂肪动员增加，大量游离脂肪释放到血液中，超过脂蛋白的转运能力而沉积于肝内，就会引发营养不良性脂肪肝。这种情况好发于饥饿年代，亦可见于重度慢性肠炎（如溃疡性结肠炎，克罗恩病等）和其他慢性消耗性疾病（如结核病等）。如果一个人长期节食减肥或厌食，同样也会发生营养不良性脂肪肝。

## 什么是糖尿病性脂肪肝？

糖尿病的肝脂肪变性主要由于贮脂组织中脂肪动员增加，大量释放游离脂肪酸，在肝脏大量合成与贮存甘油三酯形成脂肪肝。糖尿病时，肝脏对糖的利用障碍与释放糖增加，也是形成脂肪肝的原因之一，胰岛素本身是脂质代谢的一个重要调节因子，胰岛素缺乏或耐受时可以导致脂质产生和清除障碍，形成脂肪肝。

## 什么是儿童脂肪肝?

如今城市婴幼儿中的肥胖率已经超过了45%,在这些肥胖婴幼儿中,有30%~40%都患有不同程度的脂肪肝。儿童脂肪肝主要原因是肥胖,所以合理营养、平衡膳食、适当运动、控制体重是预防儿童脂肪肝的重要手段,此外,还要避免用对肝脏有毒的药物。家长不应急于通过药物控制孩子的脂肪肝,目前也没有治疗脂肪肝的灵丹妙药,而应该通过饮食和运动来加以调理,一方面,家长要注意孩子饮食结构的合理化,让孩子多吃水果、蔬菜以及鱼肉、豆类等富含蛋白质的食品,并尽量远离快餐食品、垃圾食品以及含糖量和热量高的食品;另一方面,家长一定要让孩子进行适当的体育锻炼。只要方法得当,绝大多数儿童脂肪肝可以治愈。

## 什么是急性药物性脂肪肝?

急性脂肪肝是指由于药物引起了急性肝细胞脂肪变性,病变往往为弥漫性,病情发展迅速,甚至发展为肝功能衰竭,常并发其他脏器的并发症。药物性急性脂肪肝主要是由于药物抑制了脂肪酸线粒体氧化反应,干扰了肝内蛋白质合成,使肝脏分泌甘油三酯受阻,从而引起肝内脂肪沉积。急性脂肪肝组织学检查大多可见肝内有大量脂肪小滴蓄积(小泡性脂肪肝),也有很少一部分见脂肪大滴(大泡性脂肪肝),以小叶中心最为显著,有时可伴有坏死、炎症、胆汁淤积。常由丙戊酸、阿司匹林、去羟肌苷、吡洛芬和化疗药物引起。

## 什么是慢性药物性脂肪肝?

慢性药物性脂肪肝通常无特异性症状。病理类型多表现为大泡性脂肪肝。如果不伴有其他肝脏损害,肝功能检查仅轻微异常,但肝脏往往会肿大。肝细胞坏死可不存在。目前认为,药物导致大泡性脂肪肝的主要机制为肝内脂质输出受损。天冬酰胺酶、丙戊酸、甲氨蝶呤、糖皮质激素、甲苯磺丁脲、四氯化碳、三氯甲烷、环乙胺、异丙醇、依米丁、蓖麻碱、放线菌素 D 等均可引起慢性大泡性脂肪肝。

## 什么是炎症性脂肪肝？

炎症是各种病原因子对机体的损害作用所诱发的以防御为主的局部组织反应，包括组织的变质、渗出和增生等过程。炎症的局部表现为红、肿、热、痛和功能障碍；炎症的全身反应是发热、白细胞增多、单核吞噬细胞系统细胞增生、实质器官的病变。脂肪肝就是实质器官的病变征象之一。许多患有慢性疾病的患者，由于长时间的氧供应不足、食欲减退、营养素吸收不足以及人为地不恰当地补充营养素，使人体营养素不足或过剩，从而使脂肪代谢发生障碍，继而发生肝脏脂肪变性乃至脂肪肝。有些炎疾所产生的毒素对肝脏的直接作用，也是发生脂肪肝的重要原因。能够导致脂肪肝的疾病主要有慢性支气管炎、肺炎、肺结核、慢性溃疡性结肠炎、克罗恩病、慢性胆囊炎、慢性胰腺炎、慢性肾盂肾炎等。炎症持续多长时间才能发生脂肪肝呢？目前尚没有深入的研究，而且大多数炎症引起的脂肪肝比较轻微，故在临床上常常被人忽视。

## 什么是皮质醇增多症性脂肪肝？

皮质醇增多症（又称库欣综合征），以皮质醇分泌过多为主要特征，皮质醇对脂代谢的影响是动员脂肪，促进甘油三酯分解为甘油及脂肪酸，甘油可循环至肝而加强糖异生，游离脂肪酸可抑制糖的利用、供应能量，经肝而再合成脂肪并重新分布形成向心性肥胖。游离脂肪酸的过度增加，使肝内合成的甘油三酯超过了肝将甘油三酯转出的能力，使过多的中性脂肪在肝内堆积而形成脂肪肝。此外，皮质醇抑制葡萄糖进入脂肪、肌肉、淋巴细胞、嗜酸粒细胞及成纤维细胞、皮肤等组织进行酵解和利用。同时还加强肝糖原的异生作用，促进成糖氨基酸、乳酸、甘油及脂肪酸等在肝内转化为葡萄糖。于是糖输出及糖原沉积均增多，形成类似糖尿病性改变的脂肪肝。此外，由于对感染抵抗力减弱，易受化脓性细菌、真菌和病毒感染，加速脂肪肝的形成。

## 什么是甲状腺功能亢进性脂肪肝？

甲状腺功能亢进（甲亢）常发生于女性，以20~40岁最为多见。以高代谢综合征、甲状腺肿、眼病三方面的表现较为突出，其肝脏病变多是病变过程中的产物。甲亢引起的脂肪肝临床报道不多，原因亦不甚清楚，主要与食欲亢进、消耗过多所致的营养不良有关。当甲状腺素分泌过多时，氧耗率随之增加，蛋白质分解，肌肉消耗呈负氮平衡。这种蛋白质的相对不足可能是造成脂肪肝的一个诱因。此外，过多的甲状腺素较多地促进了脂肪的分解，血中游离脂肪酸的增多，是发生甲亢性脂肪肝的重要条件。

## 什么是甲状腺功能减退性脂肪肝？

多数研究发现脂肪肝人群甲状腺激素水平低下，有报道通过甲状腺激素替代治疗后，脂肪肝明显好转的病例，说明甲状腺激素水平的提高对脂肪肝有逆转作用，所以，我们推测甲状腺激素水平的降低在脂肪肝发病中起病因学的作用。有脂肪肝的患者可检查一下血甲状腺激素水平。

## 什么是妊娠期急性脂肪肝？

妊娠期急性脂肪肝临床上罕见，大多累及年轻初产妇及妊娠高血压综合征患者，多在妊娠最后3个月内发生，是一种妊娠晚期的急性肝脂肪变性，起病急骤，预后凶险，临床上很难与重型肝炎区分，又称为"产科急性黄色肝萎缩"。妊娠期急性脂肪肝的病因及发病机制尚未阐明，可能与某些药物（如四环素）、食物、感染或其他疾病致孕妇体内脂类或性激素代谢紊乱而诱发本病有关。休克、播散性血管内凝血、败血症及肝、肾功能衰竭是其主要死亡原因。

## 什么是脑病脂肪肝综合征？

脑病脂肪肝综合征又称Reye综合征，本病是一种全身线粒体病所致的代谢异常，其确切的病因和机制不清，但可能与感染、毒素、代谢异常及遗传因素有关，伴有显著的脑症状是其特点，常在呼吸道感染5~6天后出现频繁呕吐、肝大、抽搐、进行性意识障碍甚至昏迷，病死率高达70%~80%，在病理上表现为弥漫性脑水肿和严重的肝脂肪浸润。死亡率及后遗症发生率相当高。

## 什么是类脂质沉积病？

脂类包括脂肪和类脂质两大类，类脂质是磷脂、胆固醇及胆固醇脂、类固醇和糖脂的总称。类脂质沉积病是一组少见的、以脂质代谢异常为特点的遗传性疾病。其特点是细胞内蓄积的脂肪不是中性脂肪而是类脂质，且脂质主要蓄积于单核–巨噬细胞而非肝细胞内。类脂质沉积病主要有以下几种。

（1）沃尔曼病（Wolman病）：是全身细胞的脂肪酶缺陷，导致大量的脂质（胆固醇酯及甘油三酯）在溶酶体内蓄积，引起内脏器官黄瘤样改变，常累及肝、肾上腺、脾、淋巴结、骨髓、小肠、肺和胸腺等多个器官。

（2）戈谢病：曾称为高雪病，是葡萄糖脑苷脂病，是由于葡萄糖脑苷脂酶缺乏或活力显著降低，葡萄糖脑苷脂在单核–巨噬细胞内大量蓄积所致。临床根据病情进展的快慢和是否伴有神经系统症状分为3型：急性型、慢性型、亚急性型。

（3）尼曼–皮克病：又称鞘磷脂病，系由于组织中缺乏神经鞘磷脂酶致使单核–巨噬细胞系统以及中枢神经系统的神经节细胞内鞘磷脂堆积。

根据表现，尼曼-皮克病分为3型：婴儿脑型、内脏型、少年脑型。

（4）胆固醇酯贮积病：由于遗传性酸性脂肪酶缺乏导致胆固醇酯及甘油三酯在肝、小肠和骨髓等全身各脏器沉积，导致肝脏及其他脏器脂肪变性。多为无症状进行性肝脾肿大，肝功能检查结果多正常，但最终可发展成失代偿性肝硬化及其相关并发症。

其他尚有神经节苷脂贮积病、黏多糖沉积症、家族性高密度脂蛋白缺乏症等。

## 什么是局灶性脂肪肝？

局灶性脂肪肝，又称为肝脏局灶性脂肪变，系指肝脏某一局部区域脂肪浸润，影像学上呈现局灶性或斑片状的假性占位性病变。

脂肪肝发生时，脂肪沉积在肝脏的分布呈多样性，最常表现为弥漫性、均匀性肝脂肪浸润，也可呈局灶性脂肪浸润。病灶大多呈孤立结节，局限性分布，可一至数个，甚至数十个分布在左右肝叶。结节大小不一，直径一般均小于5cm。局灶性脂肪肝以右叶较左叶多见，可能与肠系膜上静脉内含量较高的游离脂肪酸主要流入肝右叶所致。结节呈黄白色，好发部位多在肝外周的肝包膜下，少见于肝实质深部。病理切片显示整个结节内弥漫性脂肪变性，结节周围肝细胞无脂肪浸润或仅有轻度脂肪变性。本病可发生于各年龄组患者，以中老年多见。由于病变范围少，临床表现多不明显或仅有轻微的非特异性症状，肝功能实验常无变化。本病有特征性CT表现，通常为非球状病灶，无占位效应，CT值近似水的密度，B超和MRI有助于诊断。本病为可逆性病变，如不伴有基础肝病，短期内可自行消退，在病因治疗后尤其如此。

## 肝脂肪瘤与脂肪肝是什么关系？

肝脂肪瘤来自间叶细胞，除脂肪肉瘤外，它们均为良性肿瘤，肝脂肪瘤的种类很多，大致分为脂肪瘤（由成熟脂肪细胞和疏松结缔组织组成）、血管脂肪瘤（由脂肪组织和血管构成）、血管平滑肌脂肪瘤（由脂肪、血管和平滑肌组成）、血管髓性脂肪瘤（除脂肪、血管和平滑肌外，瘤中含有造血成分）、假性脂肪瘤（为部分网膜组织附着于肝脏表面或包裹于肝脏实质中）等5大类。

　　肝脂肪瘤比较少见，可发生于各种年龄，但以40岁以上成年人多见。尤其是女性肥胖、糖尿病、高血压和冠心病患者，多无临床症状和体征，或仅有轻微右上腹不适。大多数为单个病灶，少数有两个或肝左、右两叶均有，肿瘤大小不一，直径一般小于5cm。包膜完整、黄色、质软，偶有钙化。B超和CT均有特征性表现。肝脂肪瘤患者肝功能多无异常改变。肝脂肪瘤的病因和发病机制不明，但其与脂肪肝并无任何关系。

## 脂肪肝会传染吗？

　　脂肪肝同病毒性肝炎一样，都能不同程度地减低肝脏的正常代谢功能，使肝功能受损，临床表现为乏力、食欲不振、恶心、腹胀等症状。但脂肪肝是由肝内脂肪的堆积所致，不是感染肝炎病毒造成的，故脂肪肝无任何传染性，不会传染。

## 脂肪肝能否癌变？

　　慢性脂肪肝较为起病缓慢、隐匿，病程漫长。早期没有明显的临床症状，在尚未引起不适症状之前往往被忽视。脂肪肝疾病本身与原发性肝癌的发生无直接关系，但若任脂肪肝发展，肝细胞可变性、坏死，部分脂肪肝长期未得到治疗，有可能发展成脂肪性肝炎和肝纤维化，甚至导致肝硬化，肝硬化是肝癌的一个常见病因。另外脂肪肝病患者的免疫能力下降，抗感染及抗肿瘤的能力也明显下降，易感染各种疾病及发生肿瘤。肝脏还是体内的解毒中心，脂肪堆积在肝细胞使肝脏的正常解毒功能发生障碍，体内的有毒物质不能代谢而滞留体内，容易诱发各种癌变。脂肪肝的某些病因，如饮酒、营养不良、药物及毒物损害等，既是脂肪肝的发病因素，也是肝癌的发病因素，因此，脂肪肝对肝癌的发生是一个助动因素，可增加癌变的概率。我国是肝炎大国，同时酒文化导致了大量嗜酒者存在，而嗜酒和慢性病毒性肝炎是肝癌发生的主要原因。酒精性脂肪肝和肝炎后脂肪肝容易演变成肝硬化，因而相比非酒精性脂肪肝更加易于癌变。

## 脂肪肝与遗传有关吗？

某些家庭中的人具有患某种疾病的素质，如肥胖、1型糖尿病、原发性高脂血症等，此种现象称为遗传易感性，无论是酒精性或非酒精性脂肪肝，都存在一定的遗传发病因素。酒精性肝病（ALD）是多基因遗传性疾病。而肥胖症、糖尿病等相关性脂肪肝也确有遗传因素参与，但遗传因素只有在不健康的生活方式和不科学的饮食习惯的基础上才起作用。

## 脂肪肝与年龄有什么关系？

中老年人是脂肪肝的好发人群。随着年龄的增长，新陈代谢功能逐渐衰退，肝脏的脂肪代谢功能也在减退，脂肪在肝脏慢慢蓄积。此外，中老年人大多患有糖尿病、高血脂等疾病，这些因素都与脂肪肝密切相关。脂肪肝不仅在中老年人中发病率高，而且近年来开始"青睐"年轻的白领一族。多坐少动的工作方式和社交应酬活动的增多，使营养过剩的现象日趋严重，脂肪肝的发病率节节上升，发病年龄也明显提前。生活水平的提高，运动的减少及饮酒的增多促使脂肪的增多，当体内脂肪超过肝脏的代谢能力时，脂肪就会蓄积在肝脏形成脂肪肝。

## 脂肪肝与体型有什么关系？

体重超过标准体重的10%~20%为超重，当体重超过标准体重的20%以上时为肥胖病。研究发现，体型肥胖的人脂肪肝的发病率为50%（肌肉发达和水钠潴留造成的超重者除外），尤其是腹部肥胖的人发生脂肪肝的概率更高，肥胖程度与脂肪肝的发病率呈正相关性。

脂肪肝不是胖人的专利，体形消瘦同样可致脂肪肝。由于营养不良造成的脂肪肝约占脂肪肝总人数的27%。长期营养不良，缺少蛋白质和维生素，同样可引起营养缺乏性脂肪肝。其原因，一方面是患有慢性肠道疾病、厌食、素食、节食、吸收不良综合征等症时，由于蛋白质缺乏，白蛋白合成下降，血浆甘油三酯和极低密度脂蛋白的水平下降，脂肪组织分解加速，使血中游离脂肪酸增加；另一方面，由于载脂蛋白合成障碍，甘油三酯释放入血减慢，引起脂肪在肝内大量蓄积，共同导致脂肪肝。

## 脂肪肝患者能怀孕吗？

慢性脂肪肝病程较长，病情迁延，进展缓慢，预后良好，因此，轻度脂肪肝病患者可以正常怀孕，但是应注意饮食，避免胎儿营养不良，不宜进行剧烈体育运动，不要私自服用保肝降脂药物，以免影响胎儿发育。由营养不良、酒精中毒、糖尿病、药物、肝炎引起的脂肪肝，应先治疗原发病，待病情稳定后再怀孕，以便能够顺利怀孕、分娩，产出健康的宝宝。

怀孕会加重肝脏负担，肝脏功能可以出现异常，如胆红素轻度增加，血清碱性磷酸酶，血清总胆固醇升高。健康孕妇在妊娠期间可以出现妊娠期肝内胆汁淤积症、妊娠高血压综合征、妊娠期急性脂肪肝、妊娠剧吐造成的肝损害等疾病，因此脂肪肝病患者怀孕时更应该定期监测肝功能，按时进行母婴检查，以保证孕期顺利进行。

## 什么是全胃肠外营养相关性脂肪肝？

全胃肠外营养（TPN）是经过静脉输入营养液维持人体需求的一种营养方案。该法始于20世纪60年代末，由美国一位外科医师首先在动物实验中获得成功并应用于临床，此方法能维持机体基本生理功能并促进生长，现已成为处理危重患者的常规手段。然而，TPN会导致很多并发症，其中由此引发的脂肪性肝病受到越来越多的关注。虽然随着TPN配方的改进，如增加脂肪含量、降低葡萄糖含量、氨基酸制剂的改进、脂肪乳剂等，脂肪肝的发病率有所下降，但其仍是全胃肠外营养的最突出的问题。其病理变化是以肝细胞内脂肪沉积为特点，伴或不伴炎症或纤维化。一项对全胃肠外营养患者的研究显示，TPN治疗后61.5%的患者出现肝功能异常，而口服饮食的患者中仅6.2%有肝功能异常表现。一般说来，大多数TPN相关的脂肪肝是良性的、可逆的，然而长期TPN治疗后，患者肝脏一旦出现慢性炎症或纤维化改变，即使停用TPN，肝脏的结构异常也将持续存在。无论婴儿或成人，均有发展成肝纤维化、肝硬化甚至肝细胞癌的可能。综上所述，TPN相关的脂肪性肝病发病较隐匿，发病机制复杂，目前无特效治疗方法，主要以预防为主。

## 脂肪肝与高尿酸血症的关系是怎样的？

已有研究报道，高尿酸血症与肥胖和血脂异常有关，肥胖可导致雄激素水平和促肾上腺皮质激素水平下降，或酮体生成增加，从而抑制尿酸排泄，也可能肥胖者摄入能量增加，嘌呤合成增多，尿酸生成增多。同时，过多脂肪摄入，可抑制尿酸排泄，致血尿酸增高。

## 从事哪些职业的人易患脂肪肝？

白领人群中高达30%的人士患有不同程度的脂肪肝。白领人群的工作节奏快，坐姿的时间远远多于走动的时间，社交活动频繁，精神紧张、运动减少、加上高营养的食物使脂肪在肝脏中过度蓄积，久而久之形成脂肪肝。饮食不规律的职业如司机、警察等，由于职业的特殊性，通常无法正常的一日三餐，体内的营养物质代谢就会发生紊乱，加之工作劳累，养成喝酒缓解紧张情绪的习惯，故容易患脂肪肝。其他一些职业如厨师。俗话说"十个厨师九个胖"，长年累月地接触油烟等油腻的东西，又常进食高脂肪的食物易造成营养过剩，而患脂肪肝。

## "亚健康"多是脂肪肝惹的祸吗？

根据"世界卫生组织"关于健康的定义，医学界将健康状态称作"第一状态"，患病状态称为"第二状态"，介于健康和患病之间的过渡状态则称"第三状态"，在我国习惯叫"亚健康"状态，临床上一般划归"慢性疲劳综合征"。

导致身体出现亚健康状态的因素很多，其中脂肪肝堪称罪魁祸首。由于肝细胞多数被脂肪占据，肝脏的代谢、解毒以及激素灭活等功能大打折扣。"亚健康"的症状：上腹不适、厌食、腹胀、恶心、呕吐、消化不良、稍有饮食不当就出现腹泻；经常出现鼻血、牙龈出血、皮肤间断出现紫癜（灰、黑色斑点）及不同程度的贫血；常出现末梢神经炎、口角炎、皮肤瘀斑以及皮肤角化过度；更为可怕的是，脂肪肝患者的机体免疫功能一般相对低下，体内激素代谢紊乱，在女性表现为月经不调或闭经，在男性则表现为乳房发育及性功能减退。如果脂肪肝长期得不到有效治疗，可引起肝纤维化、肝硬化、多脏器功能衰竭，严重时甚至导致机体死亡。当身体出现"亚健康"状态时首先应该接受脂肪肝检查，以便及早治疗。

## 脂肪肝发病率为何会呈上升趋势？

国外统计资料表明，脂肪肝发病者男性高于女性，其中男性为68%，女性为32%，其发病年龄平均52岁。脂肪肝临床表现很不相同，很轻的脂肪肝可以没有任何症状，因而极易被漏诊或误诊，这就造成以往脂肪肝的确实发病率很难统计。据文献统计报告，死于慢性感染的患者，其继发脂肪肝的发病率可达50%左右。据统计资料表明，近年来，脂肪肝的发病率有明显增高的趋势，目前已成为严重危害人民健康，国内外均颇感棘手的临床常见疾病。究其原因，主要有以下三点。

（1）保健意识的增强：随着我国人民的生活水平不断提高，人们的保健意识得到增强，发现与脂肪肝相关的临床症状如食欲不振、忍心、呕吐、体重减轻、疲乏感、食后腹胀、右上腹或上腹部有疼痛感，并且在食后、运动时症状更明显。如能及时到医院诊治，就可及早诊断、防治脂肪肝。

（2）饮食结构的改变：饮食结构的改变，如营养过剩或营养不良，一些人长期过度饮酒或酗酒和过食肥甘厚腻的高脂膳食，还有一部分人过度节食减肥，从而引起脂肪肝，导致发病率有明显增高的趋势。

（3）诊断手段的改善：脂肪肝可由肝脏本身原因所致，是肝脏脂质代谢异常的病变，这一点已为人们所认识。

## 你属于脂肪肝高危人群中的一员吗？

据统计，脂肪肝的平均发病率约10%，男性脂肪肝明显多于女性，并且具有明显的行业特点，以下五种人属于脂肪肝的"高危人群"。

（1）肥胖者：肥胖者有50%患有脂肪肝。平时长期摄入高脂肪、胆固醇、高糖食品的人容易使体重超标，肥胖是导致脂肪肝的直接原因，在超过标准体重10%以上的人中，肝脏脂肪沉着的人占72%，脂肪高度沉着的人占2%。

（2）嗜酒者：长期酗酒是损害肝脏的第一杀手，健康人持续10~12天每日饮酒100~200g，可引发脂肪肝。据有关资料报道，经常嗜酒者中有20%~30%发展成为肝硬化，甚至发展为肝癌。

（3）喜荤者：平时喜欢肥肉等高脂肪食品，会使肝脏脂肪承受更大的负担，在正常情况下，肝脏脂肪的摄取合成、运转利用等环节，应处于平衡状态。如果肝脏对脂肪摄取、合成增加，或者转运利用减少，就会导致肝脏脂肪堆积，引起脂肪肝。

（4）年长者：中、老年人的新陈代谢功能逐渐衰竭、运动量随之减少。此外，由于中老年人性激素水平失衡、内分泌失调，肝脏代谢功能衰退，易发生体内脂肪蓄积，脂肪肝也会相应增多。

（5）少动者：多坐少动的工作方式和以车代步等长期不活动的人，缺乏运动，活动减少，热能得不到充分消耗，导致体内过剩的养分转化成脂肪，这些脂肪如果沉积在皮下时，则表现为肥胖，堆积在肝脏内，则表现为脂肪肝。高达30%的白领人士患有不同程度的脂肪肝。

# 病因篇

- ◆ 脂肪肝的常见病因有哪些？
- ◆ 脂肪肝发病机制是什么？
- ◆ 过多摄入脂肪为什么易得脂肪肝？
- ◆ 输入脂肪乳是否容易得脂肪肝？
- ◆ 血脂正常就不会得脂肪肝吗？
- ◆ ……

## 脂肪肝的常见病因有哪些？

脂肪肝不是一种独立的疾病，而是由诸多原因造成的，包括营养失调、大量饮酒、糖尿病、肝炎、代谢和内分泌障碍等。

（1）长期酗酒：酒精是损害肝脏的第一杀手，酒精进入人体后，主要在肝脏进行分解代谢，酒精对肝细胞的毒性使肝细胞对脂肪酸的分解和代谢发生障碍，引起肝内脂肪沉积造成脂肪肝。饮酒越多，脂肪肝也就越严重。酒精在引起脂肪肝的同时，还可诱发肝纤维化，引起肝硬化。

（2）营养过剩：长期摄入过多的动物脂肪、植物油、蛋白质和碳水化合物，过剩的营养物质便转化为脂肪储存起来，导致肥胖、高血脂和脂肪肝。我国人群中的肥胖者已超过7000万人，城市的中小学生中肥胖者超过20%。肥胖人数正以5年翻一番的水平增长。

（3）营养不良：肥胖者容易得脂肪肝，临床上也常发现有的人很瘦却也患有脂肪肝。这是由于长期营养不良，缺少某些蛋白质和维生素，也可引起营养缺乏性脂肪肝。如有人因患有慢性肠道疾病，长期厌食、节食、偏食、素食，吸收不良综合征及胃肠旁路手术等原因，造成低蛋白血症，缺乏胆碱、氨基酸或趋脂物质。这时脂肪动员增加，大量脂肪酸从脂肪组织中释放进入肝脏，使肝内脂肪堆积，形成脂肪肝。

（4）糖尿病等慢性疾病：糖尿病患者由于胰岛素不足，机体对葡萄糖的利用减少，为了补充能量，体内游离脂肪酸显著增加，这些脂肪酸不能被充分利用，使肝脏的脂肪合成亢进，从而引起脂肪肝。2型糖尿病患者的脂肪肝发病率为40%~50%，且大多为中度以上，肥胖与慢性酒精性肝损害均易并发糖尿病。

（5）药物：药物性肝损害占成人肝炎的10%，脂肪肝是药物性肝损害的常见类型，有数十种药物与脂肪肝有关，如四环素、阿司匹林、糖皮质类固醇、合成雌激素、胺碘酮、硝苯地平、某些抗肿瘤药及降脂药等。它们抑制脂肪酸的氧化，引起脂蛋白合成障碍，减少脂蛋白从肝内的释放，从而使脂肪在肝内积聚。

（6）高脂血症：高胆固醇血症与脂肪肝关系密切，其中以高甘油三酯与脂肪肝关系最为密切，绝大多数常伴有肥胖、糖尿病和酒精中毒。

此外，某些工业毒物，如黄磷、砷、铅、铜、汞、苯、四氯化碳、DDT等也可导致脂肪肝。妊娠、遗传或精神、心理与社会因素，如多坐、少活动，生活懒散等亦与脂肪肝发生有关系。

## 脂肪肝发病机制是什么？

引起脂肪肝的原因很多，不同病因引起的脂肪肝机制各异，主要有以下几点。

（1）进入肝脏的脂肪酸过多：摄入碳水化合物太少或代谢障碍、利用不良，皮质激素分泌增加和交感神经活动增强，从脂库中动员的脂肪酸增多，大量进入肝脏，超出它的处理能力，促使脂肪肝的形成。

（2）肝内形成甘油三酯增多或氧化减少：糖类摄取过量，在代谢过程形成α-磷酸甘油和乙酰辅酶A增多，为大量合成甘油三酯提供了原料，肝内脂肪酸氧化减少或酯化作用增强，都直接或间接地使肝内甘油三酯增多。

（3）脂蛋白合成减少或释放障碍：甘油三酯主要是与载脂蛋白结合以脂蛋白形式输送至血流。肝细胞合成载脂蛋白需要ATP和多核糖体。由于①肝细胞粗面内质网损伤，ATP水平下降，载脂蛋白合成减少；②磷脂是合成脂蛋白的原料，必需脂肪酸和胆碱的缺乏，使肝内磷脂的合成减少，影响脂蛋白的合成；③肝细胞功能减退，引起甘油三酯与载脂蛋白结合发生障碍；都能造成脂蛋白合成减少，甘油三酯不能有效地输出，而在肝中蓄积。

## 过多摄入脂肪为什么易得脂肪肝？

进食的脂肪首先在小肠被水解成游离脂肪酸和甘油，经小肠黏膜吸收变成甘油三酯，再与胆固醇、磷脂一起结合载脂蛋白成为乳糜微粒，进入血液循环，被毛细血管壁细胞分解为脂肪酸和甘油。在肝细胞的脂肪酸可以通过氧化供能，也可再度合成甘油三酯、磷脂、胆固醇。长期大量进食高脂肪、高胆固醇的饮食，大量外源性脂肪吸收入血，使血液中的乳糜微粒增加，肝细胞从血液中摄取脂肪酸合成甘油三酯增加。当肝脏合成甘油三酯的能力大于肝细胞将其转出肝脏的能力时，甘油三酯则在肝细胞内蓄积，形成脂肪肝。

## 输入脂肪乳是否容易得脂肪肝？

长期过量输脂肪乳剂亦可发生肝脂肪变性，当脂质输入大于4g/（kg·d）时，常发生脂肪超负荷综合征。特征为血清甘油三酯水平突然增高、发热、肝脾肿大，凝血和多器官功能衰竭。与葡萄糖过量输入所致的大泡性肝脂肪变不同，该综合征的病变部位在肝间质的网状内皮细胞，表现为 Kupffer 细胞充满脂质，呈泡沫样，提示网状内皮细胞不能清除外源性脂质负荷。但适量的脂肪乳剂有预防脂肪肝的作用。最好选用中长链脂肪乳。

## 血脂正常就不会得脂肪肝吗？

并非所有脂肪肝病患者的血脂都高。换言之血脂正常也会得脂肪肝。脂肪肝是多因素、多途径、多机制造成的肝脏脂肪沉积，高脂血症并不是其唯一表现。因此，当肝脏对脂肪代谢的能力减退，或进食的脂肪超出了肝脏的代谢能力时，即使血脂正常，照样可以患脂肪肝。

## 血脂高就会得脂肪肝吗？

血浆脂质中一种或多种成分的含量超过正常高限时称为高脂血症。由于血浆脂质为脂溶性，必须与蛋白质结合为水溶性复合物而转运全身，故高脂血症常表现为高脂蛋白血症。高脂血症的诊断主要依靠实验室检查，其中最重要的是测定血胆固醇和甘油三酯，高脂血症一般无明显临床症状，有的可有头晕、乏力、心慌、胸闷、肢体麻木等，有的在眼睑、肌腱处出现黄色瘤。长期血脂过高，可进一步形成动脉粥样硬化、脂肪肝等一系列病变。脂肪肝是由于肝极低密度脂蛋白代谢障碍发生的继发性高甘油三酯血症，常出现Ⅳ型高脂蛋白血症。脂肪肝患者各型高脂血症均可见，关系最密切的为高甘油三酯血症，常伴随于肥胖和糖尿病。无肥胖和糖尿病的高胆固醇血症对脂肪肝形成的影响不如高甘油三酯血症明显。高脂、甜食及酒精可同时诱发高脂血症和脂肪肝。临床上，女性、肥胖、糖尿病和高脂血症等因素并存者更易诱发脂肪性肝炎和肝硬化。

## 全胃肠外营养与脂肪肝有何关系？

全胃肠外营养顾名思义是指完全通过静脉途径给予适量的氨基酸、脂肪、糖、电解质、微量元素和维生素以达到营养治疗的方法。它可以提供足够的热量、氨基酸及各种必需物质。它主要适用于不能从胃肠道正常进食的患者如短肠综合征、癌症患者等，以及严重烧伤和感染患者、胃肠道手术患者、严重的溃疡性结肠炎患者等。

长期胃肠外营养会促使脂肪肝的发生。全胃肠外营养患者出现脂肪肝的原因主要有：①患者方面的原因如饥饿、营养不良、葡萄糖不耐受。②胃肠外营养方面的原因如糖含量过高、氨基酸不足或配伍不当、必需脂肪酸缺乏、胆碱缺乏、维生素BT缺乏等。③长期肠道废用引起细菌过度生长移位，细菌及毒素损害肝脏。

## 空回肠旁路手术后为何易得脂肪肝？

空回肠旁路手术是外科控制肥胖的一种方法。即将30~35cm的空肠吻合到回肠远侧端10~15cm处，形成约90%的小肠旁路，大大减少小肠的吸收面积。几乎所有病例在术后半年内都出现脂肪肝。脂肪组织动员增加、术后营养不良可能是发生脂肪肝的原因。

## 为什么糖尿病易合并脂肪肝？

糖尿病是脂肪肝的常见病因之一，其罪魁祸首是胰岛素抵抗。肥胖和2型糖尿病患者不仅是脂肪肝常见的两种伴随疾病，而且是脂肪肝进展为严重肝病的独立因素。胰岛素抵抗与脂肪肝的关系十分密切，肥胖型糖尿病患者由于胰岛素抵抗产生糖代谢障碍，脂肪动员增加，使血液中游离脂肪酸含量增高；另外，高胰岛素血症会促进肝脏对脂肪酸的合成，结果使大量的脂肪酸蓄积在肝脏，远远超过了肝脏的运输处理能力，于是便转化成脂肪沉积在肝脏中。糖尿病患者由于体内葡萄糖和脂肪酸利用受阻，结果会在肝内变成脂肪。糖尿病患者肝脂肪化后，降糖药对血糖的控制能力将减弱，使血糖水平波动。所以，糖尿病患者容易出现脂代谢异常而形成脂肪肝，脂肪肝又反过来影响血糖控制，造成恶性循环。

## 营养不良的临床分型是什么？

根据其临床表现，可将营养不良分为消瘦型、水肿型和混合型三种类型。

（1）消瘦型：又称营养不良性消瘦，主要因能量严重不足所致，体重下降为其特征。脱水、酸中毒以及电解质紊乱常是致死原因。尸检可见全身组织器官萎缩，但常无水肿及脂肪肝。

（2）水肿型：又称恶性营养不良，多为饮食中蛋白质严重摄入不足所致，以全身水肿和生长发育迟缓为特征。主要见于非洲和南亚以淀粉类食物如白薯为主食的儿童，可出现肝细胞大泡性脂肪变和纤维化，但不会进展为肝硬化。

（3）混合型：即蛋白质和热量均缺乏的营养不良患者，也可发生大泡性脂肪肝。营养不良性消瘦和恶性营均缺乏的营养不良患者，也可发生大泡性脂肪肝。营养不良性消瘦和恶性营养不良之比约为9：2，不过单纯性蛋白质或能量缺乏的营养不良均极为少见，多表现为两者同时缺乏，即呈现混合型蛋白质能量缺乏，病理上可出现程度不等的脂肪肝。因此，营养不良性脂肪肝主要与饮食中蛋白质摄入量不足有关。此外，摄入氨基酸不平衡的食物，如缺乏合成载脂蛋白所必需的氨基酸，如精氨酸、亮氨酸、异亮氨酸等，也可诱发实验动物肝细胞脂肪变性。

## 营养不良也会诱发脂肪肝吗？

此处主要指蛋白质、热量不足的营养不良，多见于断乳营养不良的小儿，本病在热带地区发展中国家多见，其发病机制主要为重度蛋白质缺乏，白蛋白合成率降低，脂蛋白合成障碍，因而甘油三酯从肝脏释放受阻；另外，由于肝糖原不能动员而使血糖降低，低血糖可刺激周围脂肪组织释放大量的脂肪酸，使血浆脂肪酸含量增加，进入肝脏的脂肪酸亦增多，从而引起肝脂肪沉积，导致脂肪肝。患儿可出现肝大及重度营养不良的表现。肝脂肪沉积最初见于肝小叶周围，迅速发展到肝小叶其他部位；如早期发现，及时补充蛋白质饮食，沉积肝内的脂肪先从肝小叶中央消失，以后才从肝小叶周边部消失。

## 减肥也能"饿"出脂肪肝吗？

不要以为营养过剩、脂肪过多才会引起脂肪肝，营养不良也会患这种病，减肥过度或减肥过快就是这样。过度减肥导致蛋白质不足，脂肪用的载脂蛋白也就严重不足了，使得蛋白质、氨基酸以及脂肪酸的代谢出现紊乱，肝脏的代谢也受到影响，肝细胞营养不良，脂肪变性，就会在肝细胞里出现一些脂肪泡，使肝脏肿大，这样继续发展，就可能出现肝的纤维化、硬化。有研究发现，人体处于长期饥饿状态时，机体无法获得必需的葡萄糖这一能量物质及各种脂肪燃烧时所需要的氧化酶类。为了弥补体内葡萄糖的不足，机体就会将身体其他部位贮存的脂肪、蛋白质动用起来转化为葡萄糖。这些脂肪、蛋白质都将通过肝脏这一"中转站"转化为热量。于是大量脂肪酸进入肝脏，加之机体又缺少脂代谢时必要的酶类和维生素，导致脂肪在肝脏滞留，造成脂肪肝。

## 现代青年女性患脂肪肝的原因是什么？

据调查，在25岁~30岁的产后青年女性中，患脂肪肝的人比例也很高。这类女性患脂肪肝的病因大多是因为产后"大亏"需"大补"，但方式不当导致营养过剩，引起体内脂肪堆积，肝脏脂肪代谢紊乱。另一种情况恰恰相反，是有些女性过度节食减肥造成营养不良而导致的脂肪肝。

## 为什么女性嗜酒更易于诱发脂肪肝？

女性对乙醇易感，可能的机制是乙醇在胃内的首过代谢很少，使血中乙醇浓度升高；乙醇在体内容积分布小导致肝脏内乙醇利用率增加；另外，雌激素可增加肝脏内库普弗细胞对肠源性内毒素的敏感性，产生大量炎性因子，这是女性对乙醇诱导脂肪肝易感的最主要因素。

## 为什么有的重度饮酒患者没有患上酒精性脂肪肝？

并非所有重度饮酒者都发展为易感性，由于个体对乙醇的易感性存在差异，乙醇代谢的主要酶基因多态性与酒精性脂肪肝的易感性有关，酒精性脂肪肝可能是基因与环境共同作用的结果。

## 什么是代谢综合征，其与非酒精性脂肪肝的关系如何？

代谢综合征是高血压、血糖异常、血脂紊乱和肥胖症等多种疾病在人体内集结的一种状态，是一组复杂的代谢紊乱症候群，是导致糖尿病心脑血管疾病的危险因素，代谢综合征的核心是胰岛素抵抗（IR）。胰岛素抵抗时，胰岛素抗脂解作用受损，外周脂肪分解增加，尤其是腹内脂肪分解更快，导致肝脏内游离脂肪酸增加，而肝细胞对脂肪酸的高摄入激活线粒体反应氧化体系，导致不饱和脂肪酸氧化，导致脂质过氧化活化NF-κB激活亚基β途径，导致脂肪肝发生。

## 肥胖之人为何多伴有脂肪肝？

肥胖的人半数可有轻度脂肪肝，重度肥胖的患者脂肪肝的发生率可达61%~80%。肥胖之所以易得脂肪肝，或说脂肪肝患者肥胖居多，是因为人一旦肥胖，体内脂肪组织增加，体内脂肪酸和游离脂肪酸的释放增多，成了机体的主要能量供应物质，而对葡萄糖的利用降低。血液中的游离脂肪酸大大增加，并不断运往肝脏；肥胖导致的高胰岛素血症，促进脂肪酸蓄积，最终造成中性脂肪在肝内沉积。健康的肝脏可以将脂肪与磷酸、胆碱结合，转变成磷脂，转运到体内其他部位；肝脏功能受损，代谢紊乱，一些原本应转化的物质反倒成了脂肪。肝内脂肪的堆积与体重成正比，控制体重，脂肪肝的程度也减轻；反之，体重增加，脂肪肝也加重，这说明肥胖者的脂肪肝是体内总脂肪的一部分。

## 为什么机关职员比工人更易患脂肪肝？

脂肪肝是一种常见的肝脏疾病，男性发病多于女性。有调查发现，机关职员发病竟高达20.85%，显著高于一般工作人员和工人，这可能和机关职员生活水平相对较高而体力消耗相对较少，导致肥胖、高脂血症发病率相对较高有关。而工人由于生活水平相对较低，体力消耗较多，所以脂肪肝的发病率较低；两种职业中，男性脂肪肝发病均显著高于女性，这可能和男性过多进食动物脂肪、嗜酒等因素有关。为预防脂肪肝，应在人群中特别是机关职员中开展健康教育，以增强自我保健意识，提倡合理饮食、不宜过多食用动物脂肪。加强体育锻炼，可消耗体内脂肪，维持理想体重；工人脂肪肝患者中，由于酒精过量所占比例达13.25%，所以除以上预防措施外，提倡戒酒非常重要。

## 哪些生活习惯易患脂肪肝？

最重要的是饮酒。90%~95%的酒精都是通过肝脏代谢的，一般是每千克体重每小时代谢60~200mg酒精，需要3~10个小时体内才能清除掉所有的酒精。经常饮酒，肝脏负担太重，即使每日饮酒不超过限量，也会危害身体特别是肝脏的健康，因此饮酒不仅要少饮，还要稀饮。饮酒量（多少及频率）决定肝损害的危险和程度。女性比男性更易受到损害。

人们经常在酒足饭饱后要喝杯茶，这很不利于脂肪肝的预防。吃荤性食物之后不要立即喝茶。茶叶中含有大量鞣酸能与蛋白质合成具有吸敛性的鞣酸蛋白质，这种蛋白质能使肠道蠕动减慢，容易造成便秘，增加了有毒物质对肝脏的毒害作用，从而引起脂肪肝。

饮食定时定量，尤其要控制晚餐摄入量，以占一日总量的30%为宜；营养要均衡，食物安排要多样化，最好以谷类为主；多吃蔬菜、水果、奶制品、豆制品；常吃适量的鱼、禽、蛋、瘦肉，少食肥肉和动物脂肪。进食量与体力活动要平衡，保持大便通畅，保持合适的体重；饭后不要马上休息或睡觉，尤其是晚饭后，坚持体力劳动和合理运动，增加肝内脂肪的分解和消耗，脂肪含量下降，有利于脂肪肝的逆转，改善肝功能；如果血脂、血糖升高，要用药物控制高血脂、糖尿病。

## 小儿脂肪肝常见的病因有哪些？

小儿脂肪肝最常见的病因是饮食结构不合理：高脂饮食或长期大量吃糖、淀粉等碳水化合物使摄入的能量远多于消耗的能量，多余的能量便转化为脂肪贮存于体内。蛋白质摄入不足和饮食内缺乏B族维生素，尤其是维生素$B_1$缺乏，会使肝脏内的脂肪代谢发生障碍，脂肪积聚于肝脏便形成脂肪肝。小儿脂肪肝一般属于轻度的脂肪肝，不需要特别的治疗，通过合理地调整饮食，即可使脂肪肝得以逆转。单纯性肥胖症合并脂肪肝的治疗多采用非药物疗法，根据具体情况制定个体化的综合治疗方案，最主要的方法是生活方式治疗。要控制患儿的饮食量，限制脂肪性饮食，适当供给高蛋白食物；服用多种维生素和微量元素。此外，患儿还要经常参加体育锻炼。对于通过生活方式治疗仍不能控制病情的患者，在专家指导下可以合理选择药物治疗。

## 病毒性肝炎与脂肪肝的关系是什么？

病毒性肝炎是由于多种肝炎病毒所引起的以肝细胞损害为主的一组传染病，包括甲、乙、丙、丁和戊型肝炎。病毒性肝炎患者在病程中，有些可合并脂肪肝，其原因主要是急性病毒性肝炎恢复期或慢性病毒性肝炎患者进食过多，而又缺乏足够的活动，导致每天摄入热量超过身体代谢的需要，进而转化为脂肪积存于全身，在肝脏中积存则表现为脂肪肝。病毒性肝炎患者肝脏利用脂肪的能力低下，同时趋脂因素缺乏而使脂肪外移减少，在体内脂肪轻度增加即可导致肝细胞脂肪变性。加之治疗肝炎时长期大量口服或静脉注射葡萄糖，采用高热量高糖饮食以及过分限制体力活动，使短期内体重增加和发生脂肪肝，这种伴随体重过重和肥胖的脂肪肝常称肝炎后脂肪肝。另外，肝炎病毒，尤其是丙型和丁型肝炎病毒可通过血液和肝脏脂质代谢，直接导致高脂血症和脂肪肝，后者病理上表现为明显的肝细胞脂肪变性和汇管区为主的炎症浸润，63%~70%的慢性丙型肝炎患者病理上表现为肝细胞显著的脂肪变性和炎症。

## 妊娠期急性脂肪肝的诱因是什么？

妊娠期急性脂肪肝多发生于年轻初产妇，发病时间集中于妊娠28~40周，平均36周，再发病例极少。既往统计显示妊娠期急性脂肪肝的发病率为万分之一，母婴病死率高达85%。近来发病率有升高趋势，母婴病死率则显著下降。妊娠期急性脂肪肝的病因尚未明确，可能与妊娠后期母体激素、环境、免疫应答变化、脂质代谢、蛋白合成障碍以及胎儿方面的因素有关，目前研究多集中在妊娠期急性脂肪肝与线粒体内脂肪酸β氧化障碍的关系上，高雌激素水平可抑制线粒体内脂肪酸β氧化致脂肪变性。另外，脂肪酸氧化过程中某些酶的缺陷如长链3-羟酰基辅酶A脱氢酶缺陷，可导致肝脏发生小脂滴脂肪变性，引起妊娠期急性脂肪肝。

## 药物性脂肪肝是怎么产生的？

某些无机或有机化合物如四氯化碳、三氯甲烷、黄磷、半乳糖胺、放线菌素等中毒都可以引起脂肪肝，但发病机制各异。生长激素、肾上腺皮质激素、四环素、降脂药也可通过干扰脂蛋白的代谢而形成脂肪肝，有单个因素和联合因素。药物或化合物作用引起肝脏脂肪变性，干扰正常的脂肪代谢，使细胞合成脂质增加；抑制极低密度脂蛋白在肝细胞内形成和分泌，因而使脂肪堆积在肝细胞中。总之，使肝细胞脂质成分的合成和（或）摄入增加，或释放和代谢减低的机制，均能使脂肪在肝细胞内堆积。

在肝细胞的形态上，药物性脂肪肝主要是大泡性脂肪肝，组织学所见为肝细胞内含单个、大的脂滴，将胞核挤向周边，肝细胞的外观如同脂肪细胞样，如皮质激素引起的脂肪肝则具有上述特征。其发病机制主要是与肝脏释放脂质的功能障碍有关。此外，如别嘌呤醇、氟烷、异烟肼和甲基多巴等引起的肝脏炎症也均可出现大泡性脂肪变性。还有一种类型是脂肪以小滴状分散在整个细胞中，胞核仍位于细胞中央，细胞本身仍保持肝细胞的形态。此型常见于四环素、阿米庚酸、丙戊酸和苯基丙酸等所致的肝脏炎症。

## 急性重症脂肪肝的病因是什么？

急性脂肪肝临床表现类似于急性或亚急性重症病毒性肝炎，轻的常有疲劳、恶心、呕吐和不同程度的黄疸，甚至出现意识障碍和癫痫大发作。严重的在短期内会迅速发生肝性脑病、腹水、肾功能衰竭以及弥散性血管内凝血，最终可死于脑水肿和脑疝。这种病症主要见于晚期妊娠、Reye综合征，以及四环素或丙戊酸钠中毒、应用某些核苷类似物或针对有丝分裂的抗肿瘤药物等所致的Reye样综合征，偶见于酒精中毒所致的泡沫样脂肪变性。

## Reye综合征的病因是什么？

Reye综合征，是1963年由Reye等首先报告。本病患者可出现急性弥漫性脑水肿和以肝脏为主的内脏脂肪变性的病理特征，又被称为脑病脂肪肝综合征。本综合征临床主要表现为急性颅内压增高，实验室显示肝功能异常。本病基本病理生理特点是广泛的急性线粒体功能障碍。引起此种障碍的原因尚不完全清楚，但90%与上呼吸道病毒感染有关。以往一直认为本病与感染、毒素和化学制剂等环境因素以及宿主易感性有关，并有相应证据，大致可归纳如下。

（1）感染：由于本病发病前多有呼吸道或胃肠道前驱症状，故认为其与病毒感染有关。已知下列病毒感染后可发生本病：流感A型和流感B型病毒、水痘病毒、带状疱疹病毒、3型腺病毒、柯萨奇A型和B型病毒、EB病毒、埃可病毒8、埃可病毒11、副流感病毒、脊髓灰质炎病毒、流行性腮腺炎病毒、风疹病毒、麻疹病毒和呼吸道合胞病毒等，但至今尚未证实本病由病毒直接感染引起。

不少学者发现本病与细菌感染亦相关，如本病可见于百日咳、化脓性脑膜炎以及绿脓杆菌、弗氏痢疾杆菌、沙门菌和流感杆菌等感染后。动物实验中以弗氏痢疾杆菌内毒素多见。

（2）环境因素：包括毒素（樟脑、甲基溴化物、西非荔枝树未成熟果实等）和药品（有机磷和有机氯等杀虫剂、去垢剂、乳化剂、低血糖素、水杨酸盐退热剂和吩噻嗪类止吐剂等）。

（3）宿主因素：尽管有人认为本病可能与超敏或变态反应有关，或有细胞和体液免疫的缺陷或异常，少数先天性代谢缺陷（鸟氨酸氨基甲酰转移酶缺乏症等）也可见本病。但至今尚未发现确切与本病有关的免疫学与遗传学证据。

## 吸烟会引起脂肪肝吗？

据流行病学调查发现，吸烟者的脂肪肝发生率要明显高于不吸烟者，提示吸烟与脂肪肝之间存在一定的关系，或者至少是吸烟在某种程度上可诱发脂肪肝的发生或影响脂肪肝的恢复。研究发现，吸烟者血中碳氧血红蛋白浓度高达10%~20%。香烟中含有的尼古丁和一氧化碳成分，均能刺激交感神经释放儿茶酚胺，使血浆游离脂肪酸水平升高，而游离脂肪酸又可被肝脏和脂肪组织摄取而合成甘油三酯；并且，儿茶酚胺也能促进脂质从脂肪组织中释放出来。由此可见，吸烟可造成血中甘油三酯水平的升高。更值得注意的是，那些长期被动吸烟的人其血清胆固醇水平也可升高，而血清高密度脂蛋白胆固醇水平则是降低的，这对脂肪肝的发生也有促进作用。因此，吸烟者必须戒烟，而不吸烟者最好不要长期处在吸烟的环境里。

## 酒精性脂肪肝是如何形成的？

酒精性肝病的组织学诊断可分为酒精性脂肪肝、酒精性肝炎、酒精性肝纤维化和酒精性肝硬化4型。酒精性脂肪肝的发病与下列因素有关：酒精对肝脏有直接损害作用，其损伤机制是酒精在肝细胞内代谢而引起，大量饮酒使体内氧化磷酸化和脂肪酸β氧化受损，使血液和肝细胞内游离脂肪酸增加，酒精有特异性地增加胆碱需要量的作用，大剂量乙醇刺激肾上腺及垂体—肾上腺轴，从而增加脂肪组织分解率，源于此的脂肪酸又被肝脏摄取，使肝内甘油三酯合成率增加并堆积，又因极低密度脂蛋白（VLDL）缺乏载脂蛋白使其分泌有障碍，而产生脂肪肝。长期饮酒可诱导肝微粒体中细胞色素$P_{450}$的活性，导致富含甘油三酯的乳糜微粒及其大的残骸被肝细胞引入，肝细胞摄取脂肪增多，促进了脂肪肝形成。

## 运动会损害脂肪肝患者的肝功能吗？

运动在脂肪肝治疗中的作用和意义尚不完全为患者所了解，容易忽略甚至不敢运动锻炼；单靠饮食调理来降低体重和治疗脂肪肝，常难以坚持或效果不理想而告失败。因此，针对脂肪肝的治疗，必须将运动疗法摆在重要位置，对于运动，要选择以有氧代谢为主的运动项目，如中快速度散步、慢跑、骑车、爬坡、呼啦圈、跳舞的广播体操等。避免缺氧运动项目，如足球、短跑等。运动量以中等强度为适宜，即运动时呼吸、心率增快，并感轻度疲劳，轻微出汗，但不应感到头昏、呼吸困难或呕吐等。但在急性脂肪肝或脂肪性肝炎活动期，或伴有肝肾心功能不全等情况时，应适当控制和减少运动量，以休息为主。肝功能异常严重时，确实不宜运动，应先用药物保肝治疗，待肝功能恢复后再运动。

## 易患脂肪肝的四大潜在人群是什么？

对汉堡包、炸薯条等洋快餐疯狂迷恋的人；热衷于网上冲浪、电玩、聊天而连续超长时间坐在电脑前的网民；心理压力大、长期静坐、睡眠不足、应酬频繁的白领阶层；经常饮酒过量、吸烟成瘾的成功人士。

## 遗传性因素与脂肪肝的关系是什么？

遗传性因素主要是通过遗传物质基因的突变或染色体的畸变直接致病的，在肝脏主要引起先天性代谢性肝病。其中肝豆状核变性、血β-脂蛋白缺乏症、半乳糖血症、糖原贮积病、果糖耐受不良、高酪氨酸血症、沃尔曼病、结节性非化脓性脂膜炎和乙酰辅酶A脱氢酶缺乏、系统性维生素BT

缺乏症等遗传性疾病可引起大泡性脂肪肝，而尿素循环酶先天性缺陷、线粒体脂肪酸氧化遗传性缺陷等则可引起小泡性脂肪肝。此外，某些家庭中的人具有患某种疾病的素质，如肥胖、2型糖尿病、原发性高脂血症等，此种现象称其为遗传易感性，并且遗传易感性也决定着个体易于发生脂肪性肝疾病。嗜酒者酒精性肝病的发生也与遗传背景有一定关系。

## ANI 指数能鉴别脂肪肝病因吗?

鉴别酒精性脂肪肝抑或非酒精性脂肪肝基于临床和脂肪肝组织学检查往往较困难，主要是依赖于不可靠的饮酒史，而用于鉴别两者的各种生物学标志物也较为有限，美国梅奥医院，根据平均红细胞容积（MCV）、谷草转氨酶（AST）/谷丙转氨酶（ALT）比值、体重指数（BMI）和性别建立一种新的模型，得出的 ANI 指数能够鉴别酒精性肝病和非酒精性脂肪肝。ANI=0.637 × MCV+3.91 ×（AST/ALT）–0.406 × BMI+6.35（如果为男性）–58.5。结果当 ANI>0 时，其数值大小与诊断酒精性肝病的可能性呈正相关；当 ANI<0 时，其数值的大小与诊断非酒精性脂肪肝病的可能性呈负相关。

## 老年脂肪肝的主要原因是什么?

老年脂肪肝患者与营养不良、蛋白质缺乏无关，乙醇过量也不是主要原因，而肥胖症、高甘油三酯血症、2型糖尿病是老年脂肪肝的主要病因。肥胖症、2型糖尿病均因游离脂肪酸增多，且大多伴有胰岛素抵抗（IR），从而导致周围组织摄取和利用葡萄糖能力下降，过剩的葡萄糖不断刺激胰岛细胞分泌大量胰岛素并促使肝脏以脂肪酸和葡萄糖为原料合成大量的TG，若超出了将其运输出肝的能力时，形成脂肪肝，国内时有脂肪肝与血脂关系报道，均认为脂肪肝与甘油三酯升高关系密切。有学者认为血甘油三酯水平增高常常是胰岛素抵抗的早期表现。

## 中医是怎样认识脂肪肝的？

脂肪肝以右胁疼痛、不适，倦怠乏力等为主要临床特征。属中医"胁痛""痞满""瘀血""积聚""痰浊"等范畴。中医虽无脂肪肝的病名，但对其病因病机、症状表现很早就有论述。中医理论认为本病肝脏以痰湿内停，瘀阻气滞为主要病机。多因饮食失调，肝气郁结，湿热蕴结，中毒所伤等致病，引起肝失疏泄，脾失健运，湿邪内生，痰浊内蕴，肾精亏损，痰浊不化等导致肝、脾、肾三脏功能失调，湿热痰瘀互结于肝而致；与痰、湿、瘀、积有关。病位主要在肝，涉及脾、肾、胆。主要病理产物为痰饮、瘀血、气滞。病性属本虚标实证。在本为气虚，主要见肝气虚，脾气虚；在标为湿热、痰饮、瘀血、气滞，且多兼夹出现。临证治疗宜标本兼治，以确定祛邪扶正以孰为主。

# 症状篇

- ◆ 脂肪肝的早期信号是什么？
- ◆ 哪些线索提示脂肪肝倾向？
- ◆ 脂肪肝常与哪些疾病合并存在？
- ◆ 脂肪肝有哪些常见表现？
- ◆ 急性脂肪肝有哪些临床表现？
- ◆ ……

## 脂肪肝的早期信号是什么？

脂肪肝多见于肥胖者、中老年人、嗜酒者、喜食肥肉者、少活动者及患有糖尿病、高脂血症的患者。对这类人群要定期进行体检，如发现与肝病相关的临床症状，如食欲减退、恶心、厌油腻、疲乏无力、体重下降、少量饮酒即感肝区不适、饮食稍有不慎会出现轻度腹泻、饭后腹胀、尿黄等，应及时去医院检查，及早发现脂肪肝。

## 哪些线索提示脂肪肝倾向？

肥胖、糖尿病及高脂血症患者，长期大量饮酒的患者（每天饮酒40ml，连续5年以上），应高度警惕脂肪肝的存在，慢性病毒性肝炎患者，尤其是HBV及HCV感染者也应重视。脂肪肝是慢性病毒性肝炎的并发症之一，这一点往往易被患者及医生忽视，尤其是HCV的感染者更易发生脂肪性肝变。可以通过询问病史以及进行B超、肝功能、血脂、血糖、乙肝两对半等各种化验检来明确诊断。

## 脂肪肝常与哪些疾病合并存在？

脂肪肝可以是一个独立的疾病，但更多见的还是全身性疾病在肝脏的一种病理改变。营养过剩型脂肪肝常与其基础疾病肥胖症、糖尿病、高脂血症及高血压、冠状动脉粥样硬化性心脏病（简称冠心病）、痛风、胆石症等并存，或即将合并这些富裕型疾病。酒精性脂肪肝常伴有酒精中毒的其他表现如酒精依赖、胰腺炎、周围神经炎等，营养不良性脂肪肝常与慢性消耗性疾病如结核病、溃疡性结肠炎等并存。因此，对于B超发现的脂肪肝患者，应去医院做进一步检查，以明确脂肪肝的原因以及可能并存的其他疾病。

## 脂肪肝有哪些常见表现？

脂肪肝的临床表现，因引起的原因不向而有差异，轻度脂肪肝患者可无任何临床症状，中度或重症脂肪肝患者，特别是病程较长者症状较明显。脂肪肝的临床表现为食欲不振、恶心、呕吐、体重减轻、疲乏感、食后腹胀，以及右上腹或上腹部有疼痛感，且在食后及运动时更为明显。其他如肝脏肿大、出血倾向如鼻出血、黑粪等，急性脂肪肝可发生肝性脑病。体格检查：肥胖或消瘦貌，偶有黄疸，常见肝脏肿大、肝区疼痛及压痛，偶有脾脏肿大。如并发肝硬化者，可出现肝硬化的临床表现。重症脂肪肝患者可有腹水和下肢水肿，有低钠和低钾血症。脂肪肝患者还可以伴有多种维生素缺乏的症状，如周围神经炎、舌炎、口角炎、皮肤瘀斑、角化过度等。值得一提的是，脂肪肝的临床表现与肝脏脂肪浸润的程度成正比例，当肝内过多的脂肪被移除后症状可消失。

## 急性脂肪肝有哪些临床表现？

急性脂肪肝临床表现类似急性或亚急性重症病毒性肝炎，病理上多表现为小泡性脂肪肝，愈合后一般不会发展为慢性肝病。患者常有疲劳、恶心、呕吐和不同程度黄疸，甚至出现意识障碍和癫痫大发作。严重病例短期内迅速发生低血糖、肝性脑病、腹水、肾功能衰竭以及弥散性血管内凝血，最终可死于脑水肿和脑疝。当然，也有部分急性脂肪肝病例临床表现轻微，仅有一过性呕吐及肝功能损害的表现。临床上常见于妊娠急性脂肪肝、Reye综合征以及四氯化碳中毒性脂肪肝。

## 单纯性脂肪肝为什么老是肝区隐痛？

脂肪肝患者90%左右可以出现肝脏肿大，一般为轻度肿大，偶有极度肿大者，但在临床上也看到少数重度脂肪肝的患者可无肝脏肿大。肿大的肝脏边缘较圆钝，表面平滑无结节感，质地为柔软或中等硬度，少数患者可有轻度压痛或叩击痛。脂肪肝病患者肝内脂肪增加，在肝细胞浆中形成脂滴，脂滴融合造成肝细胞肿胀，使肝脏体积增大，肝包膜受到牵拉而出现肝区隐痛或刺痛，疼痛部位一般不固定，不向其他部位放射。然而肝区隐痛并不一定都是脂肪肝，慢性病毒性肝炎、慢性胆囊炎、胆结石、慢性胃和十二指肠疾病、原发性肝癌甚至肺部疾病等多种疾病均可出现肝区疼痛，临床上要注意鉴别，以免误诊。

## 轻度脂肪肝的临床表现是什么？

轻度脂肪肝一般无明显症状表现，或可以无任何症状。大多数人如果不是在参加体检或进行其他临床检查，例如B超或CT等，偶尔发现一些与脂肪肝相关的指标和体征，很难知道自己已经患上了脂肪肝。因为轻度脂肪肝大多没有异常表现。所以年龄在40岁以上或者脂肪肝高危人群，必须定期去医院体检，及时发现轻度脂肪肝，及早进行有效的治疗，以免放任脂肪肝的进一步发展。

## 中度脂肪肝的临床表现是什么？

中度脂肪肝患者食欲可不受到影响，而且不厌油腻；但也会出现右上腹部疼痛、食欲减退、恶心呕吐、腹胀、易疲劳等症状，此外患者还有发胖迹象。部分患者（尤其是酒精性脂肪肝患者）有类似维生素缺乏而引起的症状，如末梢神经炎、口角炎，皮肤瘀斑、角化过度等。体检见肝脏肿大、肝区叩击痛，肝功能异常，B超呈前场回声增强、远场衰减明显，血管结构不清。

## 重度脂肪肝的临床表现是什么？

重度脂肪肝是指肝脏内已有严重的脂肪浸润，因而有明显的肝大及肝区疼痛，少数还伴有脾大。肝脏肿大使右上腹或腹上部有胀满感和疼痛；少数重度脂肪肝可出现类似急性或慢性病毒性肝炎的症状，如发热、乏力、恶心、呕吐、肝区痛、尿深黄等，发展下去会使肝脏严重受损，以至危及生命；脂肪颗粒还可能会因脂肪囊泡破裂而进入血液引起脑、肺血管脂肪栓塞而突然死亡，或静脉高压或胆汁淤积。

## 营养不良性脂肪肝的临床表现是什么？

当膳食不能满足人体蛋白质、能量或两者的需求时，则产生蛋白质-能量营养不良，营养不良性脂肪肝出现在以蛋白质缺乏为主的浮肿型营养不良，又称为恶性营养不良，多见于贫穷地区的18个月龄后儿童，也可见于吸收不良综合征、慢性感染与炎症性疾病、恶性肿瘤等。表现为发育迟缓，体重明显下降，皮下脂肪减少，肌肉萎缩，全身浮肿，漆皮样皮肤，肝脏肿大，呈大泡性肝脂肪变性和肝纤维化，一般没有肝硬化，人血白蛋白浓度明显降低，贫血（通常为缺铁性贫血）、电解质缺乏（尤其是钾和镁）。

## 儿童性非酒精性脂肪肝的临床表现是什么？

儿童性非酒精性脂肪肝多发生于肥胖儿童，家族中常有冠心病、糖尿病、高脂血症史，多数患儿并无肝病相关症状，常因血清转氨酶升高或肝脏肿大而就医。临床可表现为上腹部疼痛、恶心、乏力，肝脾肿大、皮肤条纹、蜘蛛痣等，血清转氨酶升高、胆固醇和甘油三酯升高，肝脏活检提示大泡性肝硬化，不同程度的肝纤维化、肝硬化等。

## 妊娠期急性脂肪肝的症状是什么？

妊娠期急性脂肪肝一般发生于妊娠第7~9个月，以26~30岁的孕妇多见，多见于初产妇，尤其是双胎孕妇或怀男胎者多见，常于上呼吸道感染后起病，主要临床表现为乏力、厌食、恶心、呕吐、腹痛，有出血倾向，可迅速转入昏迷；约90%的患者可出现持续性恶心和呕吐，腹痛以右上腹或剑突下明显。起病后数日随病情进展，可出现进行性黄疸加重，黄疸多呈梗阻性；伴有严重出血倾向时，可出现鼻衄、齿龈出血、皮肤黏膜出血、消化道出血、阴道出血，重者可出现弥漫性血管内凝血（DIC）。少数患者可出现头痛、发热、腹泻、背痛等。查体可见急性病容，肝脏进行性缩小，腹水，黄疸迅速加深，发热，意识障碍程度不一，严重者可迅速昏迷，甚至死亡。

妊娠期急性脂肪肝患者多有不同程度的妊娠水肿、蛋白尿和高血压，合并肾功能衰竭者约占50%。病情严重者可于发病后7~12天引起流产、死胎或早产死婴。

## Reye综合征的临床症状是什么？

急性脑病伴肝功能障碍和肝脏等脏器脂肪浸润的综合征，称脑病脂肪肝综合征（Reye综合征），主要见于3岁以内儿童，多在流行性感冒或水痘后出现，某些患者有近期服用水杨酸盐类药物史。在北美与欧洲，本病常有病毒性前驱感染、发病时频繁呕吐和进行性意识障碍三大特点。患儿在出现剧烈的恶心、呕吐、头痛，数小时后迅速发生昏迷。常伴有发热惊厥、呼吸障碍、低血糖、肝功能异常，肝脏可肿大，但无黄疸和局灶性神经体征。

## 肝炎后脂肪肝的临床表现是什么？

病毒性肝炎合并脂肪肝的临床表现无特异性，类似慢性肝炎的表现，常被慢性肝病的临床症状掩盖。部分患者可出现体重增加、皮下脂肪明显增厚；一般病毒性肝炎在治疗过程中症状、体征或肝功能检查长期不见好转，或肝炎病情好转肝功能检查正常后仍出现不明原因的肝区疼痛、乏力、食欲欠佳、肝大、体重增加等应考虑是否合并脂肪肝。

## 酒精性脂肪肝有哪些临床表现？

轻度脂肪肝多无症状，中、重度脂肪肝可呈现类似慢性肝炎的表现，如轻度全身不适、倦怠、易疲劳、上腹不适或胀痛、恶心呕吐、食欲不振、腹胀等，少数患者有低热、腹泻、四肢麻木、手颤、性功能减退、男性有阳痿等，30%~50%的患者临床表现与饮酒的严重性和持续性一致。最常见的体征为肝脏肿大，营养状态大多良好，可有肥胖，脾脏多不大，皮肤、巩膜黄染少见。实验室检查：肝功能实验室检查的异常，视脂肪浸润的程度、范围而定。轻度脂肪肝的实验室可无明显异常，中、重度的脂肪肝可出现ALT、AST、GGT、血胆红素（BiL）和甘油三酯（TG）的轻至中度增高。在未戒酒的患者中TG增高明显。

## 局灶性脂肪肝有症状吗？

局灶性脂肪肝病变范围较小，故临床表现不明显或仅有轻微的症状。常见的有食欲不振、恶心以及疲乏无力，肝功能生化指标常无变化。少数病例可出现轻度黄疸、肝区疼痛及压痛等。

## 酒精性肝炎有哪些临床表现？

酒精性肝炎发病前往往有近期内较集中的大量饮酒史，有明显的腹胀、全身疲乏无力、食欲不振、腹泻、恶心呕吐、腹痛、体重减轻，部分患者有发热、白细胞增多（主要是中性粒细胞增多），酷似细菌性感染。体征以黄疸、肝肿大和压痛为特点，少数有脾脏肿大、面色灰暗、腹水、浮肿、蜘蛛痣等。有肝功能不全时腹水明显，有的出现神经精神症状。实验室检查项目包括ALT、AST、ALP、GGT值上升和凝血酶原活动度下降。

## 酒精性肝炎不需要重视吗？

酒精性肝炎临床症状比单纯性脂肪肝为重，但各个酒精性肝炎患者的症状轻重不一。轻者除肝脏轻度肿大外，无任何自觉症状。一般患者发病前往往有短期内大量饮酒史，可有食欲不振、恶心、呕吐、全身倦怠甚至发热等症状。病情较重者则有腹痛、黄疸、体重明显减轻、肝脾肿大和肝区压痛，甚或有可逆性门脉高压症以及腹水、胃肠道出血、肝性脑病等危重症状。其中肝性脑病的发生率可高达44.6%，即使在轻症酒精性肝炎患者也高达27.3%。一旦确诊酒精性肝炎，不到20%的患者即使戒酒，病情仍然不断加重，其肝脏病变仍有可能继续发展，最终发生肝硬化。所以，酒精性肝炎需要被充分重视。

## 非酒精性脂肪性肝炎有哪些症状？

非酒精性脂肪性肝炎是一种与酒精性肝炎相类似，但无饮酒史或每周饮酒量小于40g的患者的病理学状态，并需排除肝炎病毒感染，特别是乙肝病毒和（或）丙肝病毒感染。近来由于肥胖、糖尿病和高脂血症的高发，非酒精性脂肪性肝炎的检出率相继增多。绝大多数患者无任何症状，多因常规实验室检查或肝脏B超检查而发现。有些患者表现为乏力、厌食、右上腹不适、肝大、脾大，而门静脉高压的体征相对少见。

## 肥胖性脂肪肝有哪些临床特点？

一般认为，凡体重超过标准体重10%及以上者，即为体重超重；若体重超过标准的20%及以上者，即为肥胖。脂肪肝肥胖以腹型肥胖多见，肥胖者大多有过量食用高糖饮食的习惯，大量糖质进入肝脏，超过了肝脏转化成糖原的能力，多余的糖就转化为脂肪酸，在肝脏堆积形成脂肪肝。由于肥胖，患者活动迟缓、受限，容易疲劳，活动量稍增加会感到胸闷气短、心悸头晕，还可伴发高血压、高血脂、冠心病、糖尿病、痛风等疾病而有相应的临床表现。另一方面随着脂肪在肝脏内的堆积，肝病症状进一步明显，腹胀、肝区隐痛、食欲下降、恶心、呕吐、尿黄等，还可出现肝脾肿大，巩膜黄染等，如发展成肝硬化则可出现腹水、浮肿等，甚至病情恶化引起消化道出血、腹腔感染、肝肾综合征等，少部分患者形成肝癌甚至死亡。

## 糖尿病性脂肪肝有哪些临床特点？

有糖尿病史和（或）空腹血糖>6.11mmol/L，并排除病毒性肝炎、酒精及药物性脂肪肝。可有糖尿病的表现如烦渴、多饮、多尿、多食以及糖尿病的并发症（糖尿病性视网膜病变、糖尿病性周围神经病变等），同时伴乏力、恶心、肝区不适等慢性脂肪肝的共同表现。

## 肝原发性脂肪肉瘤有哪些临床表现？

肝原发性脂肪肉瘤为罕见的肝脏肉瘤之一，临床上常无明显症状，往往在病灶较大因发现上腹部包块而就诊。实验室检查（包括AFP多正常）。国内有一例报道表现为上腹部持续性疼痛、高热、乏力、恶心和贫血等。

## 高脂血症的临床表现是什么？

高脂血症在临床上多表现为头晕、胸闷、心悸、神疲乏力、失眠健忘、肢体麻木等，高脂血症的临床表现主要包括两个方面，一是脂质在真皮内沉积所引起的黄色瘤，二是脂质在血管内皮沉积所引起的动脉粥样硬化，产生冠心病和周围血管病等。由于高脂血症时黄色瘤的发生率并不十分高，动脉粥样硬化的发生和发展则需要相当长的时间，所以大多数高脂血症患者并无任何临床症状和异常体征发现，而患者的高脂血症则常常是在进行健康体检或血液生化检验（测定血胆固醇和甘油三酯）时被发现。高脂血症特征性体征为眼底角膜弓，又称老年环以及特征性的视网膜脂血症。此外，严重的高胆固醇血症有时可出现病程自限的游走性关节炎，而极度高甘油三酯血症极易诱发胰腺炎、肝脾肿大、腹痛及疹状黄瘤。

## 肥胖症的临床表现是什么？

肥胖症临床上以肥胖、体重增加为其主要表现。本病可见于任何年龄组，但多见于中年以上，尤以女性为多，60~70岁以上者较少见。男性患者脂肪分布以颈及躯干部为主，四肢较少，女性以腹部、四肢和臀部为主。轻度肥胖者无症状，或仅有少动、欲睡、易疲乏、胃纳亢进、腹胀便秘。妇女患者出现月经量少，男性则性功能减退，阳痿等。中、重度者由腹腔和胸壁脂肪组织堆积，体重过大，活动时耗氧量增加，对心肺造成影响，易出现心慌、气促，甚至心肺功能不全；查体时可见肝大（因脂肪肝引起），空腹及餐后胰岛素分泌量及血浆浓度增高，糖耐量试验降低，总脂、胆固醇、甘油三酯及游离脂肪酸常增高，呈高脂蛋白血症。

# 诊断与鉴别诊断篇

◆ 脂肪肝应该做哪些检查?

◆ 脂肪肝有哪些病理改变?

◆ B超是脂肪肝的首选诊断方法吗?

◆ 影像检查在脂肪肝早期诊断的意义是什么?

◆ 脂肪肝的诊断依据有哪些?

◆ ……

## 脂肪肝应该做哪些检查？

脂肪肝主要靠影像学检查，肝脏超声、CT、磁共振（MRI）等放射和影像学检查可见脂肪肝患者有肝脏肿大和弥漫性或局灶性肝密度的改变，广泛用于判断肝内脂肪堆积的有无和脂肪在肝内的分布。另外，抽血化验有助于判断脂肪肝的病因及其是否合并肝功能损害、肝纤维化。单纯轻度脂肪肝的实验室检查可无明显异常，中、重度脂肪肝可出现血清转氨酶升高，酒精性脂肪肝患者谷草转氨酶（AST）常高于谷丙转氨酶（ALT），γ-谷氨酰转肽酶（GGT）常轻度升高，约30%严重脂肪肝患者可出现不同程度碱性磷酸酶（ALP）升高；约30%的患者血清总胆红素超过正常值，少数患者有直接胆红素增高和尿胆红素阳性。血脂检查可出现甘油三酯及总胆固醇异常升高。若脂肪沉积在肝小叶中心带，影响肝对色素的代谢，可出现酚四溴酞钠（BSP）和靛青绿（ICG）排泄异常。此外，血清脂蛋白质和量亦可发生异常，表现为$\alpha_1$、$\alpha_2$、$\beta$球蛋白比例升高，白/球蛋白比例失调。慢性重症患者可出现血浆蛋白总量改变和白蛋白/球蛋白比值倒置；凝血酶原时间延长。

## 脂肪肝有哪些病理改变？

腹腔镜检及手术直视下，脂肪肝的肝脏外观呈弥漫性肿大，边缘钝而厚，质如面团，压迫时可出现凹陷，表面色泽苍白或带灰黄色，切面呈黄红或淡黄色，有油腻感。根据肝脏脂质含量占肝湿重的比例，可将单纯性脂肪肝分为轻度、中度和重度三种类型。轻度指含脂肪5%~10%；中度为含脂肪10%~25%；重度则含脂肪25%~50%以上。光镜下肝小叶内不足1/3视野的肝细胞内有脂滴存在仅称为肝细胞脂肪变性。

在脂肪肝的早期，肝组织学检查仅示肝细胞明显的脂肪变性，此即单纯性脂肪肝（simple fatty liver）；如果在脂肪变性的基础上出现肝细胞气球样变和小叶内混合性炎症细胞浸润，则提示已发展至脂肪性肝炎（steatohepatitis），该期可伴有或不伴有糖原核（glycogen vaculation of nuclei）、Mallory小体、肝细胞点状坏死以及肝纤维化；晚期，脂肪性肝炎可因细胞周围纤维化和中央静脉周围纤维化进展，桥接纤维化形成，导致肝小叶结构改建、假小叶及再生结节形成，最终发生脂肪性肝硬化，此时肝小叶内曾经存在的脂肪变性和炎症可消退。因此，脂肪性肝病是隐源性肝硬化的重要病因。

## B超是脂肪肝的首选诊断方法吗？

B超检查脂肪肝在声像图上有其独特的表现，而且，具有简单方便、价格低廉、无任何痛苦和创伤性等优点，一般认为，当肝脏脂肪含量达到30%以上时，B超检查可出现异常声像图改变，如果肝内脂肪含量达到70%以上时，则B超诊断脂肪肝的阳性率可达90%以上，所以，B超是脂肪肝的首选诊断方法。

弥漫性脂肪肝B超声像图上的典型特征为：①肝脏肿大，边缘圆钝。②"三层"征象，即近场回声弥漫性增强、增粗似"明亮肝"，中场呈等回声，远场呈低回声，重度脂肪肝呈无回声。③肝内血管显示不清，肝静脉变细，门静脉也不出现强回声。④肝肾回声对比度加大，即肝影比肾影为白。

通常依据B超回声的强弱对弥漫性脂肪肝可分为：①轻度脂肪肝，表现为肝实质弥漫性强回声，纤维隔及肝内血管缘显影正常。②中度脂肪肝，表现为弥漫性强回声伴有肝内血管及纤维隔显影轻度减弱。③重度脂肪肝，表现为显著强回声伴有肝内血管、纤维隔和右肝叶后段显影差或不显影。

## 影像检查在脂肪肝早期诊断的意义是什么？

脂肪肝是一种常见的弥漫性肝病，如能及时诊治可使其逆转；反之，部分患者可发展为脂肪性肝炎，甚至肝硬化。因此，早期诊治对阻止脂肪肝进展和改善预后十分重要。由于脂肪肝缺乏特异的临床表现及实验室检查指标，而肝穿刺活检又有创伤性，现主要采用B超和CT诊断脂肪肝。现已证实，通过影像学检查不仅可筛选脂肪肝，并能确定诊断。鉴于B超诊断脂肪肝具有经济、迅速、无创伤等优点，因此，定期给脂肪肝高危人群作肝脏B超检查是早期发现脂肪肝的最佳方法。所谓脂肪肝高危人群是指存在脂肪肝发病的危险因素，比普通人群更易发生脂肪肝的群体。脂肪肝的高危人群主要包括：肥胖症，特别是内脏脂肪性肥胖患者；糖尿病，特别是成年型非胰岛素依赖型糖尿病患者；长期大量饮酒者；高脂血症，特别是有血液甘油三酯升高者；长期服用损肝药物者；以及有肥胖症、糖尿病和脂肪肝家族史的个体。总之，有脂肪肝发病的危险因素者要有自我保健意识，应定期（每年1~2次）作肝脏B超等影像学检查以早期发现脂肪肝。

## 脂肪肝的诊断依据有哪些？

（1）病史：有酗酒、高脂饮食、缺乏运动等行为习惯，或慢性肝病，或服用肝毒药物史。近期体重超重（即超过标准体重10%）或患肥胖病（超过标准体重20%）者，或腹部脂肪积蓄，或高脂血症史。

（2）临床表现：可无症状，或有疲乏无力，肝区不适，胀满，甚或疼痛，腹胀，食欲差等。

（3）肝脏B超或CT检查：可见脂肪肝图像。弥漫性脂肪肝B超表现为肝实质近场呈点状高回声，远场回声衰减，肝内血管显示不清或纤细。局限性脂肪肝B超表现为肝内强回声实质性，出现边缘清晰的弱回声区。脂肪肝患者CT值降低，正常人肝脏CT密度一般高于脾脏，肝脏CT值低于脾脏，则可认定肝脏CT值较低。脂肪浸润肝脏时可见清晰肝血管影，呈"枯树枝状"。

（4）实验室检查：血脂升高，尤其是甘油三酯；肝功能正常或轻、中度异常。酒精脂肪肝多有血中乙醇和尿酸浓度增高，血清中IgA常明显增高，并有乙醇透明小体。肝炎后脂肪肝多有HBsAg、HBeAg阳性。中毒性脂肪肝有血药浓度异常。糖尿病性脂肪肝有血糖、尿糖、血浆胰岛素异常。

甲亢性脂肪肝有$T_3$和$T_4$升高。

## 怎样看肝功能检验单？

肝功能检验单一般包括以下项目。

（1）反映肝细胞损伤的项目：在各种酶试验中，ALT和AST能敏感地反映肝细胞损伤与否及损伤程度。血清ALT最敏感，AST主要反映的是肝脏损伤程度。

（2）反映肝脏分泌和排泄功能的项目：包括总胆红素、直接胆红素、总胆汁酸等的测定。同时测定TBil和DBil，可以鉴别诊断溶血性、肝细胞性和梗阻性黄疸。

（3）反映肝脏合成贮备功能的项目：包括前白蛋白、白蛋白、胆碱酯酶和凝血酶原时间等。前白蛋白、白蛋白下降提示肝脏合成蛋白质的能力减弱。当患各种肝病时，病情越重，血清胆碱酯酶活性越低。凝血酶原时间（PT）延长揭示肝脏合成各种凝血因子的能力降低。

（4）反映肝脏纤维化和肝硬化的项目：最近几年在临床上应用较多的是透明质酸、层黏蛋白、Ⅲ型前胶原肽和Ⅳ型胶原，其血清水平升高常常提示患者可能存在肝纤维化和肝硬化。

（5）反映肝脏肿瘤的血清标志物：目前可以用于诊断原发性肝癌的生化检验指标只有甲胎蛋白（AFU），血清AFU测定对原发性肝癌诊断的阳性率在64%~84%之间，特异性在90%左右。

## 血脂测定有哪些项目？

我国血脂异常防治建议和美国NCEP-ATP Ⅲ都要求临床常规血脂测定中应至少测定TC、TG、HDL-C及LDL-C这四项。有条件的实验室可测定Apo A1、Apo B及Lp（a）。

TC水平因生活条件（饮食、运动等）而异，随年龄上升。中青年男性略高于女性，老年女性高于男性。

TG水平与种族、年龄、性别以及生活习惯（如饮食、运动等）有关。临床中大部分血清TG升高见于代谢综合征。

许多因素影响HDL-C的水平，包括年龄、性别、遗传、吸烟、运动、饮食习惯、肥胖和某些药物。低HDL血症时动脉粥样硬化的危险性增加。血清LDL-C水平随年龄增加而升高。高脂、高热量饮食、运动少和精神紧张等也可使LDL-C水平升高。

正常人群空腹血清Apo A1水平为1.20~1.60g/L。正常情况下，血清Apo A1可以代表HDL与HDL-C呈明显正相关。

正常人群空腹血清Apo B水平为0.80~1.20g/L。正常情况下，有90%的Apo B100分布在LDL中，故血清Apo B主要代表LDL水平，它与LDL-C成显著正相关。Apo B与LDL-C同时测定有利于临床判断。

血清Lp（a）浓度主要由基因控制，不受性别、年龄、体重、适度体育锻炼和降胆固醇药物的影响。

## 血清纤维化指标对诊断脂肪肝有何作用？

脂肪肝通常初期表现为单纯性脂肪肝，以后随脂肪性肝炎肝纤维化发展可演变为肝硬化。判断脂肪肝是否并发肝纤维化，最可靠的是肝穿刺活检标本的组织学图像，血清Ⅲ型胶原、Ⅳ型胶原、层黏蛋白和透明质酸的水平与肝脏纤维化程度密切相关，也可作为慢性肝病肝脏纤维化的诊断依据。血清Ⅲ型胶原反映肝内Ⅲ型胶原的合成，血清含量与肝纤维化程度一致，并与血清T-球蛋白水平相关，正常值<120μg/L。Ⅳ型胶原为构成基底膜的主要成分，反映基底膜胶原的更新率，含量较高可较灵敏反映出肝纤维化的过程，是肝纤维化早期标志之一，正常值<75μg/L。LN为基底膜中特有的非胶原性结构蛋白，与肝纤维化活动程度及门静脉压力呈正相关，正常值<130μg/ml。HA为基质成分之一，由间质细胞合成，可较灵敏准确地反映出肝内已生成的纤维量和肝细胞受损的状况，正常值<110mg/L。这

些纤维化指标的血清水平在单纯性脂肪肝时多在正常范围，脂肪性肝纤维化时多升高，脂肪性肝硬化时显著升高。因此，血清纤维化指标测定有助于确定脂肪肝的分期，推测脂肪肝的预后。

## 什么是肝脏细胞活检？

肝脏细胞活检是根据负压吸引的原理，采用快速穿刺的方法，从肝内抽取少量的肝组织，直接在显微镜下观察其组织形态的变化，从而做出肝病的诊断。肝穿刺活检组织学检查可以明确脂肪肝的程度、病理类型，是否合并脂肪性肝炎和肝纤维化，并可提示脂肪肝的病因。像病毒性肝炎、脂肪肝、各种类型的肝硬化其肝脏病变呈弥漫性，虽然所取肝组织较小，也能比较准确地反映出病变的性质和程度。同时，快速肝穿刺术操作简单，只要严格按照操作规程，也是比较安全可靠的，发生并发症的机会少，目前多在B超引导下进行肝穿刺，抽取肝组织活检，远较过去的盲目肝穿刺法准确安全，尤其对于局灶性脂肪肝或者弥漫性脂肪肝伴正常肝岛与B超下肝癌鉴别有困难时具有独特的优越性，所以，肝穿刺活检是确诊脂肪肝、判断脂肪性肝炎和肝纤维化的唯一的方法。重度黄疸、大量腹水或有凝血功能障碍者、充血性肝大、一般情况较差，或有右侧胸腔积液及膈下有急性炎症者为肝脏穿刺活检的禁忌证。

## 哪些情况下需行肝脏细胞活检？

对于各种脂肪性肝疾病的诊断，肝活检主要用于：①局灶性脂肪肝或弥漫性脂肪肝伴正常肝岛难以与恶性肿瘤鉴别，需在B超引导下进行目的性经皮肝穿刺。②探明胆固醇酯贮积病、糖原贮积病、Wilson病等少见脂肪性肝疾病。③可疑的无症状性非酒精性脂肪性肝炎，肝活检是唯一确诊手段。④酒精性肝病有不能解释的临床或生化异常表现者，以及酒精性肝炎考虑皮质类固醇治疗前，后者需肝活检排除活动性感染；部分酒精性肝炎因伴有严重脂肪浸润或阻塞性终末肝小静脉病变，可出现腹水及门静脉高压，极易误诊为肝硬化，肝活检有助于明确诊断及指导治疗。⑤肥胖性脂肪肝患者减少原有体重的10%后，肝功能损害仍持续存在者，需肝活检寻找有无其他肝损原因。⑥怀疑重型肝炎系小泡性脂肪肝所致，需肝活检明确诊断并了解其病因。⑦评估某些实验室指标以及影像学检查诊断脂肪肝、纤维化的可靠性，需以肝活检组织学诊断为金标准。⑧任何怀疑不是单纯性脂肪肝或怀疑多种病因引起的脂肪肝或肝功能损害者，需通过肝活检明确具体病因或以何种病因为主。

## 肝活检对脂肪性肝病诊断的意义如何？

40余年来，随着肝病的实验室检验和影像学检查越来越大的进步，肝脏疾病的诊断水平明显提高，但对某些疑难肝病的诊断有时仍感困难，需要进一步的做病理检查，在酒精性脂肪肝的分型诊断上尤其如此，病理始终是最终进行诊断及分型的金标准。即使患者有明确的饮酒史，但由于个体差异和重叠肝炎病毒感染，使临床诊断较为困难。若无肝活检病理学诊断的依据，则不易明确分型诊断，有的酒精性脂肪肝的临床表现和实验室改变与病理改变不一致，即临床表现和实验室检查改变轻微且无特异性而病理改变较重，此时肝活检对病理改变的轻重程度具有判断意义。在严格掌握指征的情况下进行肝穿刺。采取肝活组织做病理检查，不仅有确诊价值，同时也可了解肝硬化的组织学类型、肝细胞损害和结缔组织形成的程度，有助于决定治疗和判定预后。

## 肝活检的取材方法有哪些？

目前开展的肝活检有以下4种取材方法。

（1）经皮肝活检：临床应用最广泛。穿刺针分为吸针、切针和带扳机机制的弹簧切针。切针和大直径穿刺针可能会增加活检后出血的危险性，而吸针易使硬化的肝组织碎裂或肝内纤维组织回缩，不利于肝纤维化及肝硬化的诊断，宜选用弹簧切针。

（2）经颈内静脉肝活检：将导管经皮穿刺进入右侧颈内静脉，并循腔静脉进入右肝静脉，穿刺针由导管进入肝脏抽吸肝组织标本。由于经血管获取肝组织，降低了腹腔内出血的危险性。这种方法创伤小，并发症少，适应范围广，适用于严重的凝血障碍、大量腹水、过度肥胖、血管瘤可疑及经皮肝活检失败者，解决了晚期肝硬化肝活检问题。

（3）腹腔镜肝活检：在镇静剂及局部麻醉下实施腹腔镜检查，适用于不能解释的肝脾肿大和不明原因的腹水。

（4）细针抽吸活检：在超声和CT引导下进行，是将影像学诊断优势（定位准确）和病理诊断优势（诊断准确率高）相结合的产物。适用于肝癌和肝损伤者。其诊断准确性取决于细胞病理医师的专业水平，较粗针活检创伤性小，并发症少，但取材量少，不利于病变的进一步分型。

## 肝活检安全吗？

肝穿刺是一种检查手段，使用已久，从1883年应用于临床以来，到现在已100多年，其间方法不断地改进，积累了丰富的经验。目前多采用一秒钟快速肝穿法。有的医院自1960年以来采用快速肝穿法共做约6000例，术后未发生内出血等严重并发症。有的虽有短暂肝区痛或肝穿部位疼痛，但一般反应轻，不需处理，经过2~4个小时自行缓解。因此，肝穿刺被认为是较安全的检查法。如果能在B型超声下定位，标出针刺的部位和进针的深度，效果更好。当前已在一些单位采用B型超声引导下的细针穿刺，优点是损伤小，定位准确，对肝内占位性病变确定其性质尤为适用。肝穿刺对脂肪肝的检查具有重要的意义，只要严格掌握其适应证、操作要领及注意事项，是不会发生什么危险的。同时，由于肝脏有很强的再生能力，穿刺局部在短期内即可修复愈合，一般不会留下后遗症。针对有些患者存在的畏惧心理，做肝穿刺前必须做好解释工作。怀疑有脂肪肝的患者，宜首先作 B 超检测，以及常规的实验室及辅助检查，并可去有条件的医院作CT 检查，在特别需要的情况下，可考虑接受肝穿刺活检。

## 肝活检前应如何准备，术后可有哪些并发症，如何处理？

在术前 1~2 天，患者需要进行常规肝脏生化检查、凝血功能检测、血常规、血小板检测、胸透和腹部超声检查。术前 1 天，要用超声定位穿刺点，并了解周围有无较大血管或肿大的胆囊。术前 1 天和手术当天，要肌注 10mg 维生素 $K_1$ 各 1 次。准备、操作过程应在住院中完成。术前，医生还要向患者说明配合穿刺的注意事项，练习屏气以及消除患者的恐惧和紧张。患者术前半小时测血压、脉搏，排空小便。肝穿刺后需要严密观察血压、脉搏等，术后要绝对卧床 24 小时。肝穿刺活检大多数并发症都发生在活检后 3 小时内，所以应该加强术后护理、观察。患者可能会出现局部疼痛，包括活检部位的不适，放射至右肩的疼痛和短暂的上腹痛。这些都属于正常情况，可以适当进行镇痛治疗。只有极少数的患者在穿刺活检后会出现有临床意义的出血，出血可在腹腔内、胸腔内或者肝脏内，所以穿刺后应以盐袋进行局部压迫止血，一旦确诊为出血，应予以静脉止血治疗；穿刺后很少发生肝脏胆汁外漏或者穿透胆囊引起的胆汁性腹膜炎（尤其现在多在超声引导下穿刺），一旦发生，应密切观察病情变化，加强抗生素应用，必要时请外科应按胆汁性腹膜炎进行针对性处理。

## 抽血化验在脂肪肝诊断中起什么作用？

抽血化验可以提供脂肪肝的可能病因、伴随疾病情况及脂肪肝的病情轻重，并可根据肝功能和血清纤维化标志物判断是单纯性脂肪肝还是已经并发脂肪性肝炎、肝纤维化。

（1）肝功能检查：轻度脂肪肝肝功能基本正常。中、重度脂肪肝，表现为 ALT、AST 中或轻度升高，多为正常值上限的 2~3 倍。一般肥胖性脂肪肝ALT高于AST，反之，酒精性脂肪肝AST高于ALT；血清GGT活性升高，常可达正常上限值的3~4倍以上，ALP升高者不到25%，多为正常上限的1.5倍，GGT/ALP比值常大于1.5。

（2）血脂检查：脂肪肝患者常有血脂增高，主要表现为高甘油三酯血症、高胆固醇血症，近一半的高脂血症患者可出现肝脏脂肪浸润，尤以高甘油三酯血症患者脂肪肝发病率最高。

（3）血糖检查：脂肪肝与胰岛素抵抗、糖耐量异常以及2型糖尿病关系密切，因此，脂肪肝患者应常规检查空腹及餐后2小时血糖、胰岛素、C肽和糖基化血红蛋白，并计算胰岛素抵抗指数。

（4）血清纤维化标志物检查：血清Ⅲ型胶原、Ⅳ型胶原、层黏蛋白和透明质酸的水平与肝脏纤维化程度密切相关，可作为脂肪肝肝脏纤维化的诊断依据。

## 如何诊断药物性脂肪肝？

首先，病史中多有使用相关药物或接触化合物的历史，如四环素长期口服或大量静脉注射、应用肾上腺皮质激素及多数降脂药等。临床中可出现类似急性病毒性肝炎的症状，或出现肝区胀痛、隐痛、乏力、食欲减退等消化道症状，程度不一。查体可发现肝脏肿大，表面光滑，且可有脾脏肿大。8%的患者可见蜘蛛痣，重症患者可出现腹水及双下肢水肿。肝脏病理检查可见肝细胞有微滴脂肪浸润，范围较广，主要是甘油三酯。

实验室检查有肝功能异常，常见的有谷丙转氨酶（ALT）、谷草转氨酶（AST）、乳酸脱氢酶（LDH）升高，γ-谷氨酸转肽酶（γ-GT）也可有不同程度升高。胆红素升高常以直接胆红素升高为主。

影像学检查对于脂肪肝的诊断有一定意义。ＣＴ示肝密度普遍降低，MRI示$T_1$、$T_2$时间延长，肝组织学检查为确诊方法，脂肪肝的影像学检查图像均为非特异性表现。对于影像学诊断有困难的病例确诊有赖于肝活体组织学检查，尤其是局限性脂肪肝，影像学检查及超声引导下的细针穿刺对脂肪肝与肝癌或转移瘤鉴别具有独特的优越性。

## 脂肪肝容易与哪些疾病混淆？

脂肪肝需与慢性病毒性肝炎、自身免疫性肝病、肝癌鉴别。前者肝细胞损害、炎症和纤维化主要位于肝小叶内，而慢性病毒性肝炎、自身免疫性肝病的肝组织学改变主要位于汇管区门脉周围。肝炎病毒血清学标记物、各种自身抗体的检测有助于相关疾病的明确诊断。但应注意这些慢性肝病患者可因营养过度、缺乏运动或并存肥胖和糖尿病等情况同时合并脂肪肝。肝癌是一种恶性肝脏疾病，在临床上可有恶病质、甲胎蛋白升高、肝功能异常、血沉增快等，早期肝癌与局灶性脂肪肝的鉴别大多借助于CT检查，必要时做肝穿活检。

另外临床中应注意单纯性脂肪肝与急性妊娠脂肪肝相鉴别。急性妊娠脂肪肝是妊娠的严重并发症，多发生于妊娠末3个月（30~40周）。主要临床症状有持续性恶心、呕吐甚至呕血，伴有上腹疼痛，1周出现黄疸，常无瘙痒。以后黄疸迅速加深，继之出现不同程度的意识障碍或昏迷。血清胆红素轻至中度升高，如合并DIC则呕吐咖啡色液或鲜血，以及尿血、便血、紫癜、齿龈及注射部位出血，同时血小板及纤维蛋白原减少，FDP值上升及凝血酶原时间延长，半数患者有少尿、代谢性酸中毒等早期肾功能衰竭的表现。

## 如何诊断急性妊娠脂肪肝？

急性妊娠脂肪肝（AFLP）是妊娠末期发生的以肝细胞脂肪浸润、肝功能衰竭和肝性脑病为特征的疾病，主要依靠病史、症状、体征、实验室检查和肝活组织切片做出诊断。

（1）临床表现：表现为乏力、厌食、恶心、呕吐、腹痛，有出血倾向，可迅速转入昏迷；起病后数日随病情进展，可出现进行性黄疸加重；伴有严重出血倾向时，可出现鼻衄、齿龈出血、皮肤黏膜出血、消化道出血、阴道出血，重者可出现DIC。查体可见肝脏进行性缩小，腹水，黄疸迅速加深，意识障碍程度不一，严重者可迅速昏迷，甚至死亡。

（2）实验室与特殊检查：血常规白细胞计数增加达（20~30）×$10^9$/L，中性粒细胞比例增加，血小板计数正常或降低。肝功能检查ALT、AST均升高明显，γ-GT、ALP轻中度升高，血清总胆红素常大于171 μmol/L，以结合胆红素升高为主，人血白蛋白降低。肾功能损害时，出现血尿素氮和肌酐升高。超声检查表现为亮肝，肝体积缩小。CT检查显示大片肝密度降低区，CT值可降至正常限值的一半。肝活检对肝活检组织进行冰冻切片并进行特异脂肪染色，是诊断AFLP的重要检查方法。

## 急性妊娠脂肪肝需和哪些疾病相鉴别？

急性妊娠脂肪肝主要应与病毒性肝炎、妊娠期肝内胆汁淤积、重型肝炎等疾病相鉴别。

急性病毒性肝炎患者起病突然，包括食欲下降、身体不适、恶心、呕吐，常有发热。然后尿色加深，出现黄疸，皮肤瘙痒，据患者肝功能及病毒学检查可进行诊断。

妊娠期肝内胆汁淤积症是一种与妊娠有关的疾病，多发生于妊娠中、晚期，以皮肤瘙痒和黄疸为特征，主要危害在于对围产儿的不良影响。胆酸刺激，过早激发子宫收缩，引起早产。还可导致胎儿宫内发育迟缓、胎儿宫内缺氧，甚至可发生胎死宫内的严重后果。本病孕妇的血清转氨酶可轻度或中度升高，血清胆酸增高是诊断本病的敏感指标，其升高的幅度常可为正常孕妇的10~100倍，而且，血清胆酸的增高比瘙痒、黄疸的发生时间要早。

急性重型肝炎是由于多种原因导致肝组织大块坏死所致，其表现主要有：迅速出现高度乏力、高度厌食、高度腹胀、频繁恶心等症状；黄疸迅速加深；出血倾向，可见皮肤瘀点及瘀斑、口腔及牙龈出血，晚期可出现呕血及便血；肝昏迷；肝脏绝对浊音界缩小或进行性缩小。病死率可高达70%~90%。

## 脂肪肝患者易患糖尿病吗？

肝脏作为体内物质代谢的重要器官，发生脂肪沉积后，对血糖、血脂代谢产生广泛而严重的影响，容易导致糖尿病和心血管疾病的发生。另外，由于脂肪肝缺乏特异症状，不痛不痒，许多患者对脂肪肝不重视，以致出现持续肝功能异常，进展为脂肪性肝炎时才就诊，此时，糖代谢异常的伴随率就大大增高了。一旦诊断为脂肪肝，除了到医院相关专科诊治，还需要检查糖代谢情况，进行口服葡萄糖耐量试验，测定空腹血糖和餐后血糖、血压、血脂等，以明确是否伴有糖代谢异常或糖尿病、高血压、冠心病、脂质代谢异常，以评估糖尿病和心血管病变的风险。对于糖代谢尚处于正常阶段的脂肪肝患者，也不能掉以轻心，因为即使是糖代谢正常的脂肪肝患者，也比没有脂肪肝的人更容易患上2型糖尿病。因此，脂肪肝患者积极防治2型糖尿病，定期检查糖代谢，益处远大于治疗脂肪肝本身。对于同时患有脂肪肝和糖尿病的患者，最主要的目标是通过改善生活方式降低体重，但减肥速度太快容易加重脂肪肝和糖尿病的病情，要按照医生的指导进行。对于用生活方式治疗仍不能满意控制病情的患者，应该在医生的指导下，合理选择药物治疗，并配合饮食和运动治疗方案。

## 脂肪肝是一种独立疾病吗？

通俗地说，脂肪肝是指各种原因引起的肝细胞内脂肪堆积。正常成年人肝脏的脂肪含量占肝脏重量的3%~5%。在某些异常情况下，肝脏内的脂肪量增加，当其脂肪含量超过肝重量（湿重）的5%，或在组织学上超过30%的肝细胞有脂变性时，称之为脂肪肝。重度脂肪肝患者，脂肪含量可以达到肝重的40%~50%。

脂肪肝并非临床上的一个独立性疾病，而是各种原因引起的肝脂肪蓄积过多的一种病理状态，慢性脂肪肝起病隐匿，病程漫长，可伴有或不伴有临床表现。接触大量有毒化学物质，服用大量四环素后或急性妊娠脂肪肝、Reye综合征的小泡性脂肪肝，多表现为急性病理变化，临床表现及预后与急性重症肝炎相似。酒精、糖尿病、肥胖症等引起的大泡性脂肪肝，多为隐匿性起病，缺乏特异的临床表现，常在体检或高血压、胆石症、冠心病等其他疾病就诊时发现。部分病例可发展为肝硬化。

## 脂肪肝如何分类?

脂肪肝按自身素质不同、饮食习惯不同等导致脂肪肝的发病原理不同，一般可分为肥胖、过食性脂肪肝，肝炎后脂肪肝，酒精性脂肪肝，营养缺乏性脂肪肝，药物性脂肪肝，糖尿病性脂肪肝，妊娠性脂肪肝和不明原因的隐源性脂肪肝等。脂肪肝根据病理范围可分为2型：①为弥漫性脂肪肝。②为局灶性脂肪肝或非均匀性脂肪肝，可通过B超引导下选择穿刺部位采集肝组织标本进行确诊。脂肪肝按轻重程度不同又分为轻度脂肪肝（含脂肪5%~10%）、中度脂肪肝（含脂肪10%~25%）和重度脂肪肝（几乎所有肝细胞均发生脂肪变）。根据脂肪肝的病理学演变规律，可将脂肪肝分为早、中、晚3个时期。早期为不伴肝细胞坏死和炎症反应的单纯性脂肪肝；中期为伴有小叶内和汇管区炎症及纤维化的脂肪性肝炎；晚期为脂肪性肝硬化。脂肪肝的分型和分期之间并无必然联系，在从单纯性脂肪肝至脂肪性肝硬化的转化过程中，脂肪性肝炎是一个重要的中间环节。

## 如何早期发现脂肪肝?

脂肪肝是一种常见的弥漫性肝病，如能及时诊治可使其逆转；反之，部分患者可发展为脂肪性肝炎，甚至肝硬化。因此，早期诊治对阻止脂肪肝进展和改善预后十分重要。关于脂肪肝的诊断，过去必须根据肝穿刺病理检查进行确诊，近年来随着影像技术的发展，特别是CT、MRI及超声显像在临床的广泛应用，不再经肝穿刺活检即能得到比较准确的临床诊断。鉴于B超诊断脂肪肝具有经济、迅速、无创伤等优点，因此，定期给脂肪肝高危人群作肝脏B超检查是早期发现脂肪肝的最佳方法。

所谓脂肪肝高危人群是指存在脂肪肝发病的危险因素，比普通人群更易发生脂肪肝的群体。脂肪肝的高危人群主要包括肥胖症，特别是内脏脂肪性肥胖患者；糖尿病，特别是成年型非胰岛素依赖型糖尿病患者；长期大量饮酒者；高脂血症，特别是有血液甘油三酯升高者；长期服用损肝药物者；以及有肥胖症、糖尿病和脂肪肝家族史的个体。

总之，有脂肪肝发病的危险因素者要有自我保健意识，应定期（每年1~2次）作肝脏B超等影像学检查以早期发现脂肪肝。

## 磁共振和肝动脉造影对脂肪肝的确诊有何价值？

磁共振（MRI）扫描对诊断脂肪肝并不敏感，无论从信号强度，还是计算弛豫时间，均难以与正常肝组织区分开来，这与肝内含水量不增加有关。临床上可利用MRI这一弱点鉴别CT上难以确诊的脂肪肝与肝癌。病变肝脏因脂肪含量较高，在MRI各加权序列上信号均有轻度升高，局限性者与正常肝脏间分界不清，且无占位效应，虽动态增强扫描病变区与正常肝有相似的时间密度曲线，但由于MRI缺乏CT值那样的定量分析指标，仅凭MRI诊断脂肪肝很难。国内多数学者认为，在目前技术条件下，临床上怀疑脂肪肝对应首选是CT而不是MRI，多种影像技术的综合应用对脂肪肝，特别是局灶性脂肪肝的鉴别诊断可能有帮助。因此，目前MRI及肝动脉造影主要用于超声及CT检查诊断困难者，特别是局灶性脂肪肝难以与肝脏肿瘤鉴别时，且又不能作肝穿刺活检的患者。脂肪肝的数字减影血管造影表现为肝动脉轻度扩张，全部分支呈现充血性倾向，但病灶中的血管形态、走行和分布均无异常，无病理性血管征象，无肿瘤血管。由于它是创伤性检查，价格昂贵，设备技术要求高，很少用于脂肪肝的诊断。

## 酒精性肝病如何诊断？

酒精性肝病是在过量饮酒的基础上出现的肝脏损害，表现为肝功能的异常和影像学的异常，故此酒精性脂肪肝的诊断包括以下五个方面。①过量饮酒：饮酒者出现酒精肝，可分为以下两种情况，其一为有长期饮酒史，一般超过5年，折合纯酒精男性≥40g/d，女性≥20g/d；其二为2周内有大量饮酒史，折合酒精量>80g/d。（纯酒精量换算公式为：g=饮酒量（ml）×乙醇含量（%）×0.8，如每日饮用酒精度为50度的白酒300ml，计算纯酒精为300ml×50%×0.8=120g/d）。②酒精性脂肪肝起初大多无症状，或症状轻微，当出现肝硬化时表现为各种并发症症状。③化验肝功能异常，血清谷草转氨酶（AST）、谷丙转氨酶（ALT）、谷氨酰转肽酶（GGT）和平均血细胞比容（MCV）等指标升高，禁酒后这些指标可明显下降，通常4周内基本恢复正常，AST/ALT>2，有助于诊断。④肝脏B超或CT检查有典型脂肪肝的表现。⑤酒精性脂肪肝的诊断需排除嗜肝病毒的感染、药物和中毒性肝损伤等，当然也可能存在合并病变可能，临床上需要自己、判别。

## 酒精性肝病临床分型及诊断是什么？

酒精性肝病的发展和既往饮酒量有着直接关系，根据饮酒量、时间的不同对肝脏造成损害的轻重程度，可将酒精性肝病分为以下几个阶段。

（1）轻症酒精性肝病：酒精肝发展的初始阶段，病情轻微，肝功能、B超、CT和组织病理学检查基本正常或轻微异常。

（2）酒精性脂肪肝：酒精肝有所加重，影像学诊断符合脂肪肝标准，血清ALT、AST可轻微异常。

（3）酒精性肝炎：病情进展快，短期内造成肝功能的较大受损。血清ALT、AST或GGT升高，可有血清总胆红素增高。重症酒精性肝炎是指酒精性肝炎中，合并肝昏迷、肺炎、急性肾功能衰竭、上消化道出血，可伴有内毒素血症。

（4）酒精性肝纤维化：有长期大量饮酒史，在肝损伤的基础上出现血清纤维化指标标志（透明质酸、胶原、黏连蛋白等）；或者病理组织学出现早期纤维化的改变；这个阶段临床症状及影像学可无特殊异常。

（5）酒精性肝硬化：酒精性肝病的终末表现，肝脏组织发生不可逆性损害，最终出现肝功能的失代偿，晚期可以出现腹水、肝性脑病、食管静脉曲张大出血等并发症。根据酒精性肝病的发展进程，我们应该及时发现疾病造成的损害程度，及时干预，劝说酗酒者戒除，阻断肝病的发展，促进肝功能的恢复。

## 酒精性脂肪肝的CT表现有哪些？

酒精性肝脂肪变在CT上有特征性的改变，可见弥漫性或局限性肝脂肪变图像。弥漫性脂肪肝表现为全肝轻度肿大，密度普遍减低，明显低密度区内可见放射状分布的树枝状略高密度血管影，增强后低密度肝实质轻度强化，肝内血管影更清楚，且走行自然，无受压变形及移位。局灶性脂肪肝表现为单发或多发，均匀或不均匀性低密度区。与正常组织分界清晰或与正常肝组织逐渐移行无明显分界，类似肿块，但无占位效应，肝表面无局限性隆突，造影剂增强后其内血管影正常存在。脂肪肝病变CT显示肝脏密度降低，为便于诊断及评价严重程度，通常与同个体脾脏CT值进行对比。正常人肝脏的CT值与脾脏CT值基本一致，而脂肪肝患者则CT值低于脾脏，并且根据差异程度分列不同严重级别：肝脏CT值低于脾脏，肝/脾CT比值≤1.0，但>0.7者为轻度；肝/脾CT比值≤0.7但>0.5者为中度；肝/脾CT比值≤0.5者为重度。

## 酒精性脂肪肝的实验室检查手段有哪些异常？

临床常用化验检查尤其在特异性和敏感性方面，现行的实验室指标不是理想的标准，但多个实验指标联合很有意义。当然，最简单和特异的指标是血中乙醇浓度，可以判定急性饮酒者目前的状态。在慢性饮酒时，乙醇快速代谢，代谢率高，两个生物指标有意义：一种指标适用于只饮酒几天者（验证疾病复发）；另一种指标适用于长期酗酒者（长期监测），但还没有非常满意的指标。既往经验表明一些指标很重要，另外一些指标意义不大。多个指标的特定组合敏感性可达80%，当分析不同功能时尤为重要。三联指标对验证慢性饮酒有意义，但区别和断定急性饮酒时四联指标更可靠，包括Zieve综合征。

当面询问患者来确定饮酒量并不准确，在某些情况下，通过询问家属和同事了解患者的饮酒量可能有一定帮助。用于评价一段时间内饮酒过量的指标有γ-谷氨酰转肽酶（GGT）、平均血红细胞比容（MCV）、AST、AST/ALT比值，线粒体AST（ASTm）和糖类缺乏性转铁蛋白（CDT）。前四个指标易于检查且价格低廉，但乏敏感性和特异性，其他指标虽价值较大但因检测方法学的缺陷难于推广。

## 酒精性脂肪肝患者肝功能异常有哪些特点？

近来比较强调AST/ALT比值的鉴别诊断作用，轻度非酒精性脂肪性肝炎患者ALT一般超过AST，当非酒精性脂肪性肝炎发展至肝硬化时，AST可明显升高并超过ALT，但即使晚期非酒精性脂肪性肝炎伴肝硬化者，AST/ALT比值仍低于2。该比值低于1.3多提示为非酒精性，>2则应考虑为酒精性脂肪肝。与其他活动性肝病相似，一些进展期非酒精性脂肪性肝病患者血清转氨酶并不增高，且抗糖尿病治疗又可改变转氨酶水平及其比值。因此，对于那些中等度饮酒者，即使是诸项生化指标联合检测亦难区分酒精性脂肪肝与非酒精性脂肪性肝病。此时有必要戒酒一段时间后再重新评估肝病的病因。事实上，在嗜酒的肥胖个体中可发现酒精性脂肪肝和非酒精性脂肪性肝病的并存现象。尽管有人主张用AST/ALT>1来预测酒精性脂肪肝，但此时酒精性脂肪肝与病毒性肝炎常有重叠。而AST/ALT>1结合AST、

ALT轻度增高以及MCV增高，则有助于酒精性脂肪肝与病毒性肝炎的鉴别。

## 何谓单纯性酒精性脂肪肝？

这里所说的单纯性酒精性脂肪肝，是指患者肝脏损害单纯由饮酒引发，而非其他因素引起。哪些饮酒者易出现此类问题呢，我们一般可分为两类。即"习惯饮酒者"（平均每日饮酒量40g）或"大量饮酒者"（平均每日饮酒80g以上），且持续5年以上。女性饮酒量为上述规定量的2/3。另外，酒精性脂肪肝$H_2$同工酶活性缺乏或低下者，即使每天饮酒量不足此标准，也容易引起酒精性肝损害。除了有以上明确饮酒史以外，戒酒后的肝脏改变被视为有无其他合并损害的关键。戒酒后，肝功能检验显示血清AST、ALT活性明显改善，4周内降至大致正常范围（以不超过80U/L为指标，若戒酒前值不足100U/L时即以不超过50U/L为指标），但合并重症酒精性肝炎和肝癌者除外。血清肝炎病毒标记HBsAg、抗–HCV阴性，若HBV-DNA，HCV-RNA阴性则更准确。同时，以下检查项目中至少一项阳性：①戒酒后早期肿大的肝脏明显缩小，4周后基本触不到肝大，但合并重症酒精性肝炎和肝癌者例外。②戒酒后血清GGT明显下降，以戒酒4周后的值下降到正常值的1/3，或比戒酒前的值下降40%以上为指标。

## 酒精性脂肪肝并发肝炎病毒携带该如何诊断？

此问题发生于肝炎病毒现症感染标记物阳性、同时有习惯性或大量饮酒者发生的肝损伤。肝脏损害主要由酒精性脂肪肝造成，同时合并亚临床型或既往HBV、HCV感染，实质上就是指的单纯性酒精性脂肪肝患者如何排除肝炎病毒的损伤。首先，这一问题包括两个基本点：其一患者符合酒精性脂肪肝的诊断标准，其二肝炎病毒的实验室改变常表现为血清中HBsAg或抗HBsAg、抗HBcAg、抗HBeAg或抗HCV阳性。在这个基础上如何鉴别呢？首先肝炎病毒检查HBeAg、HBV-DNA、HCV-RNA等现症感染指标或病毒活跃复制指标阴性或为假阳性。第二，肝功能改变以GGT升高为主，AST和ALT仅轻至中度升高，一般很少超过300U/L，AST/ALT比值>2。第三，戒酒4周后临床和血清酶学指标明显下降或基本恢复正常，但有重型酒精性肝炎、肝硬化和合并肝细胞癌者例外。第四，肝活检组织学改变主要表现为酒精性肝损害的征象，而病毒性肝炎的征象基本缺如。

## 患慢性病毒性肝炎合并非过量饮酒者如何鉴别？

这一问题亦即非过量饮酒者患慢性病毒性肝炎，肝损伤由病毒性肝炎引发，而非酒精损害导致。在鉴别分析中注意以下几点：首先，既然为慢性病毒性肝炎，那么血清肝炎病毒现症感染指标阳性且病毒复制活跃，乙肝病毒DNA定量分析、丙肝病毒RNA定量分析等指标明显升高；其次，就肝功能异常特点来看，肝功能损害中ALT升高常较AST明显，AST/ALT比值<1，γ-GGT改变不明显；第三，饮酒量未达到酒精性脂肪性肝病限度。患者既往可能有饮酒史但现已戒酒半年以上，或每周饮酒量<210g，饮酒史<5年。戒酒实验显示戒酒对病情和肝功能改变并无明显影响；第四，尽管饮酒量低于40g/d的人其发生酒精性脂肪肝的危险性相对较小，但对于每日饮酒20~40g的患者如并存其他危险因素（如女性和HCV感染），也应谨慎考虑酒精源性肝损害可能。对于临床表现不典型或可能伴发其他疾病而诊断不明确的可疑酒精性脂肪肝患者必须进行肝活检以除外酒精性肝损害。故此在上述鉴别点中第三条和第四条有着更加重要的意义。

## 酒精性脂肪肝合并慢性病毒性肝炎如何诊断？

此即狭义的"酒精+病毒性"肝病，即患者同时存在酒精性肝损害以及病毒性肝炎。患者有长期习惯性或大量饮酒史，同时血清肝炎病毒现症感染指标阳性，肝功能改变表现为ALT、AST和GGT升高，AST/ALT比值在1左右，戒酒后4周ALT、AST<120U/L或<原值的70%，但不能恢复到正

常水平，GGT明显下降但也较难恢复正常。反之，针对病毒繁殖进行治疗也可以获得肝脏转氨酶的好转，例如进行核苷类似物抗病毒治疗后获得血清学应答即转氨酶下降，但亦不能降至正常，说明存在酒精性肝损害因素。病理是进行鉴别诊断的金标准，肝活检病理学可见酒精性和病毒性肝损害征象合并存在。当"嗜酒和病毒感染"因素合并存在共同导致肝损伤时，去除任何一个因素都不足以阻止肝病进展。

## 酒精性肝损伤患者如何与其他损伤因素区别？

鉴于肝炎病毒感染和酒精中毒为肝实质细胞损伤的两大主要病因，因此对于慢性肝炎患者应进行酒精性脂肪肝和HBV、HCV感染指标的筛查，并需获得详细的饮酒资料。临床医师应尽可能地准确判断每一例患者系嗜酒者发生慢性病毒性肝炎、酒精性脂肪肝合并HBV/HCV感染或两者并存，并还需排除其他原因导致肝损伤的可能。鉴别诊断的目的不仅在于明确酒精性脂肪肝患者的肝脏损害中是否有病毒感染的作用，还在于明确慢性病毒性肝炎患者的肝脏损害中是否有酒精因素的参与，其最终目的是给予恰当的治疗。至于其他原因导致肝损伤，即由某些药物、工业毒物以及其他代谢性肝病、自身免疫性肝病等所致的肝损害，常有相关肝损物质接触史以及特殊疾病病史可供参考，实验室检查可有铁、铜代谢或免疫学紊乱的相关征象，肝功能损害能否逆转仅与是否去除这些病因和其原发疾病能否得到有效控制有关，而与戒酒和抗病毒治疗关系不大。

## 如何诊断非酒精性脂肪肝？

脂肪肝的确诊有赖于影像学、组织学的检查，如果肝脏影像学表现符合弥漫性脂肪肝的影像学诊断标准或肝活体组织检查组织学改变符合脂肪性肝病的病理学诊断标准，则脂肪肝诊断可成立。当然，对于非酒精性脂肪肝，尚需注意以下几个方面：①无饮酒史或饮酒折含乙醇量男性每周

<140g，女性每周<70g。②除外病毒性肝炎、药物性肝病、全胃肠外营养、肝豆状核变性等可导致脂肪肝的特定疾病。③除原发疾病临床表现外，可有乏力、消化不良、肝区隐痛、肝脾肿大等非特异性症状及体征。④可有体重超重和（或）内脏性肥胖、空腹血糖增高、血脂紊乱、高血压等代谢综合征相关组分。⑤血清转氨酶和γ-谷氨酰转肽酶水平可有轻至中度增高（小于5倍正常值上限），通常以谷丙转氨酶（ALT）增高为主。

## 非酒精性脂肪肝的临床分型有哪些，各自须符合哪些条件即可诊断？

非酒精性脂肪肝在临床上按照病情的发展变化分为三个类型，也是三个阶段。①非酒精性单纯性脂肪肝：患者以前无大量长期饮酒史，且没有病毒性肝炎、药物性肝炎的其他疾病，在此基础上出现了肝功能的异常、影像学显示肝脏脂肪变或者肝组织活检提示肝脂肪变即可考虑该诊断。②非酒精性脂肪性肝炎：在非酒精性脂肪肝的基础上，结合存在体重超重和（或）内脏性肥胖、空腹血糖增高、血脂紊乱、高血压等代谢综合征表现，或不明原因性血清ALT水平升高持续4周以上，则高度怀疑非酒精性脂肪性肝炎。如果B超或CT显示肝脏弥漫性脂肪肝或者肝脏组织学表现符合脂肪性肝炎则可形成诊断。③非酒精性脂肪性肝炎相关性肝硬化：这是最严重的一个阶段，影像学上出现了肝硬化的表现，而组织活检显示肝硬化的改变。早期肝硬化处于肝功能代偿期时，临床表现不明显，只表现为乏力等不适，而晚期肝硬化患者会出现肝功能失代偿的表现，可出现呕血、黑便、腹水、肝性脑病等等。

## B超如何鉴别非均匀性脂肪肝？

非均匀脂肪肝是脂肪肝的常见形式之一，多局限于一叶或数叶，呈扇形或不规则形，脂肪浸润与非浸润区混杂相间，病灶常延及肝脏表面；少数可呈球形或结节状，影像检查易与实质肿瘤相混淆，为影像学鉴别的难点。一般表现为两种图像。①局灶浸润型：呈局部高回声或相对高回声区，边缘清楚，但不规则，似血管瘤。有时高回声占肝的一段或一叶。②弥漫性非均匀型：脂肪浸润占肝实质的大部分，呈高回声，不均匀，边缘不规整，其间夹杂正常或接近正常的肝组织，呈岛状相对低回声区（肝岛）。如未重视周围肝脏回声的增强，易将肝岛误为"病灶"。局灶脂肪肝和脂肪肝中的肝岛均须与占位病变鉴别，前二者无占位效应，血管通行正常，对周围结构无推移挤压现象。间歇二次谐波成像声学造影对局灶病变与肿瘤的鉴别较有价值，造影后，原发性肝癌和肝转移瘤组织回声增强，肿瘤内的异常增生血管清楚显示，呈"蜘蛛网"状。对可疑超声声像图鉴别有困难患者可做CT、MRCP，必要时需行超声引导下经皮肝穿刺活检。

## 如何诊断肥胖相关性脂肪肝？

肥胖通常用"体重指数"这一指标来衡量。体重指数［BMI=体重（kg）/身高的平方（$m^2$）］：正常人BMI 18.5~22.9kg/$m^2$，≥23kg/$m^2$为超重，23~24.9kg/$m^2$为肥胖前期，25.0~29.9kg/$m^2$为Ⅰ度肥胖，≥30kg/$m^2$为Ⅱ度肥胖（重度）。肥胖、糖尿病及高脂血症等是非酒精性脂肪性肝病形成的危险因素，其中肥胖是影响最大的。肥胖性肝病患者多数无症状，部分可有食欲减退、恶心、乏力、肝区疼痛、腹胀、右上腹压迫感及胀满感等非特异性症状，肝区疼痛、右上腹压迫感及胀满感可能与肝内脂肪浸润导致肝脏肿大、肝被膜过度伸张有关。如果病变过重，进展为肝硬化失代偿期，可出现腹水、下肢水肿、胃底食管静脉曲张破裂出血以及蜘蛛痣等。肥胖相关性肝病患者可出现血清转氨酶升高，且多在正常值上限的2~3倍，一般不超过正常值上限的4~6倍，以谷丙转氨酶升高为主。此外，肥胖相关性肝病患者可有血清γ-谷氨酰转肽酶轻度升高。肥胖相关性肝病的诊断主要根据肥胖病史、上述临床症状、实验室检查及影像学检查。

## 肥胖相关性脂肪肝如何与其他相关疾病相鉴别？

肥胖是指体重超出了正常的体重指数范围，造成肝脏细胞的脂肪沉积，所以体重超过正常范围是其区别其他发病因素的重要原因。其次，脂肪肝多有肝功能的异常，以谷丙转氨酶升高为主，且多在正常值上限的2~3倍，一般不超过正常值上限的4~6倍。如果血清转氨酶升高大于正常值上限的10倍，应警惕并除外急性病毒性肝炎、药物性或中毒性肝损伤、缺血性肝炎以及自身免疫性肝炎等。如果血清谷草转氨酶大于谷丙转氨酶的1.5倍，同时又有长期大量饮酒史应考虑为酒精性脂肪肝。B超对肥胖相关性肝病的诊断具有重要价值，当肝脏脂肪含量达50%以上时B超诊断敏感性可达85%~95%，但仍有部分患者漏诊，故对肥胖伴血清转氨酶升高的患者即使B超无脂肪肝的表现仍应考虑肥胖相关性肝病的可能。CT诊断脂肪肝的特异性高于B超，但其敏感性低于B超，一般CT能明确诊断的脂肪肝多为重度脂肪肝，故无进一步进行肝穿刺活检的必要，但对局灶性脂肪肝且不易与肝癌相鉴别的患者应进行肝穿刺活检，肝穿刺活检是诊断肥胖相关性疾病的金标准，CT、B超无助于单纯性脂肪肝、脂肪性肝炎及脂肪性肝纤维化的鉴别。

## TWEAK问卷对酒精性脂肪肝诊断有何意义？

最初是用于孕妇过量饮酒筛查的，后经修订后可以用来评价嗜酒者酒精性肝损伤情况。其主要内容如下。

（1）你是否每周饮酒6次或更多？

（2）你的亲戚朋友是否因你饮酒而担心？

（3）你是否有过清晨（刚睁眼后）起床第一件事就喝酒？

（4）你是否有过发蒙或健忘的情况？

（5）你是否觉得需要减少自己的饮酒量？

（6）前2个问题肯定回答为2分，后3个问题为1分，≥3分为阳性。

TWEAK量表是通过自己和他人的综合评价对酒精性肝病损伤程度进行初步的判断，不涉及化验、检查等复杂操作，具有简便、安全、快捷的特点，能对肝损伤做出初步了解，被认为是最好的调查问卷。该问卷对酒精损害者的灵敏度87%，特异性达到86%，而对酒精依赖的判断灵敏度84%，特异性达到86%。但是该问卷主观性强，而缺乏精确的客观分析，故容易因患者及周围人的不如实作答产生伪结果。当然，如果结合相关客观检验、检查将对病情诊断起到事半功倍的效果。

## MAST问卷对酒精性脂肪肝的诊断有何意义？

MAST问卷（密歇根酒精依赖筛查量表）积分3分以下提示非酒精依赖者，4分则为可疑酒精依赖者，5~12分为酒精依赖者，12分以上为重度酒精依赖者。内容如下表。

表1　密歇根酒精依赖筛查量表（MAST）

| 问题 | 分值 | |
|---|---|---|
| | 是 | 否 |
| 1.你认为你是一个正常饮酒者吗 | 0 | 2 |
| 2.你是否曾经有过饮酒后清晨醒来发现自己对饮酒前的一些事记不清了 | 2 | 0 |
| 3.你的配偶（或父母）是否曾经抱怨过你的饮酒问题 | 1 | 0 |
| 4.喝一两口酒后你是否可不经思想斗争就可中止饮酒 | 0 | 2 |
| 5.你是否曾经对戒酒感觉很坏 | 2 | 0 |
| 6.在一些特定的场合和时间内你是否曾经企图限制饮酒量 | 0 | 2 |
| 7.当你想终止饮酒时你是否总能做到 | 0 | 2 |
| 8.你的配偶或其他家属是否曾经求助于他人来劝解你的饮酒问题 | 2 | 0 |
| 9.你是否参加过匿名的戒酒者研讨会 | 5 | 0 |
| 10.你是否曾经因为饮酒而使你和你的配偶之间发生过矛盾 | 1 | 0 |
| 11.你是否曾经因为饮酒而丧失过朋友或男友或女友 | 2 | 0 |
| 12.你是否曾经因为饮酒而陷于思想斗争中 | 1 | 0 |
| 13.你是否曾经因为饮酒而使工作遇到过麻烦 | 2 | 0 |

续表

| 问题 | 分值 | |
|---|---|---|
| | 是 | 否 |
| 14.你是否曾经因为饮酒而忽视自己的社会义务、家庭责任或工作达2天以上 | 2 | 0 |
| 15.你是否曾经在中午以前饮酒 | 1 | 0 |
| 16.你是否曾经因为饮酒而丢掉过工作 | 2 | 0 |
| 17.你的朋友和亲属认为你是一个正常饮酒者吗 | 0 | 2 |
| 18.你是否曾经被告诉过你有肝病 | 2 | 0 |
| 19.你是否曾经因为饮酒而出现过酒精性谵妄或重度震颤、心跳加快或曾在大量饮酒后看到过并不存在的东西 | 2 | |
| 20.你是否曾经求助于他人来帮助解决你的饮酒问题 | 5 | 0 |
| 21.你是否曾经因为饮酒而入院治疗过 | 5 | 0 |
| 22.你是否曾经在精神病院或在综合性医院的精神科内接受过饮酒方面的指导 | 2 | 0 |
| 23.你是否曾经因为饮酒导致的精神问题而到过临床精神心理单位求助于医生或社会工作者或牧师 | 2 | 0 |
| 24.你是否曾经因为饮酒闹事而被拘留过,哪怕是几个小时 | 2 | 0 |
| 25.你是否曾经因为醉酒后驾车或酒后驾车而被拘留过 | 2 | 0 |

# 小肠旁路术相关性脂肪肝如何诊断?

该型脂肪肝多继发于小肠旁路术后患者,小肠旁路术始于20世纪60年代中后期,用以治疗病态性肥胖,其中又以空-回肠旁路术居多。此类手术减肥效果明显,可使增高的体重下降60%~80%以上,且反弹率较低。但手术的死亡率高达1%以上,且并发症众多,如关节炎、皮炎、腹泻、营养不良,而在肝脏的并发症主要为脂肪性肝炎,有时还可进展为肝硬化,甚至导致肝功能衰竭。除了脂肪和蛋白质营养不良、碳水化合物摄入过多以及体内脂肪分解加速导致的游离脂肪酸增多与脂肪性肝炎发病有关外,肠道细菌过度生长及其继发的内毒素血症可能在肝脏损害发生中亦起重要作用。诊断该型脂肪肝损害,主要考虑曾经小肠旁路术病史,在此基础上出现脂肪肝的一系列临床表现、肝功能、影像学等改变，排除其他脂肪肝损害因素后可考虑该诊断。

## Reye综合征与脂肪肝有何关系？

Reye综合征，即急性脑病合并内脏脂肪变性综合征，是一种急性、一时性、可逆性和自限性疾病。基本病变是急性脑水肿和弥漫性肝脂肪浸润。其发病机制尚不清楚，线粒体损伤和酶活性丧失是其病理基础。病理改变主要是弥漫性脑水肿和重度的肝脂肪变性，肝脏肿大，质地坚实。伴有显著的脑症状：抽搐、进行性意识障碍甚至昏迷，病死率高达70%~80%。本病基本病理生理特点是广泛的急性细胞内线粒体功能障碍。肝脏线粒体的急性损伤最为严重，线粒体内许多酶与体内主要代谢过程密切相关，导致能量和氨基酸、脂肪酸、一体糖代谢障碍，如尿氨酸转氨甲酰酶、氨基甲酰合成酶、丙酮酸脱氢酶减少，进而导致体内的氨不能转变为尿素，引起高氨血症，脂肪酸氧化受阻，造成脂肪在肝脏和重要脏器沉积、三羧酸循环中氧化磷酸化障碍，细胞产生ATP减少，直接影响脑等重要脏器功能。最突出的表现是肝脏外表呈黄色，提示肝内甘油三酯含量增高。光镜下可见肝细胞一致性胞质泡沫样变成伴微泡状脂肪滴沉积。电镜下主要间线粒体肿胀和形态改变。

## Reye综合征如何诊断？

多数患儿年龄在4~12岁之间，6岁为发病高峰，农村较城市多见。患儿平素健康，大多有上呼吸道感染等病毒性前驱疾病。往往在前驱疾病恢复过程中突然出现频繁呕吐，其后病情迅速加重，出现反复惊厥和进行性意识障碍，常在数小时内进入昏睡、昏迷至深度昏迷，严重者呈去大脑强直。患者多有颅内压增高，若出现呼吸节律不规则或瞳孔不等大，要分别考虑并发枕骨大孔疝或天幕裂孔疝，若抢救不及时，很快死亡。一般无神经系统定位体征，肝脏可有轻、中度肿大，但又可不大，虽然肝功能显著异常但临床无明显黄疸表现。肝功异常表现转氨酶增高、高氨血症、高脂血症及凝血功能障碍，婴幼儿易有低血糖。脑脊液检查除压力增高外无其他异常。周围血白细胞反应性增高，分类计数以中性粒细胞占优势。本病虽有急性脑病各种临床表现，但根据其显著的肝功能异常，脑脊液无明显变化等，可与化脓性、结核性或病毒性脑膜炎脑炎区别；又根据本病肝功能虽异常但无黄疸，可与重症肝炎、肝性脑病相鉴别。某些遗传代谢病如尿素循环酶缺陷，有机酸尿症可酷似Reye综合征表现，可通过详细病史，针对代谢病的尿液筛查，以及遗传学诊断进行鉴别。

## 什么是Zieve综合征，如何诊断？

Zieve综合征又称酒精中毒高脂血症溶血症，本病是酒精性肝病的特殊类型，在我国非常罕见，随着经济发展，人民生活水平的提高以及临床医师认识程度的加深，预计该病会逐渐增多。Zieve综合征是与长期大量饮酒有关的溶血性贫血、黄疸以及高脂血症的三联征。该病表现为常在大量饮酒后出现恶心呕吐、纳差及上腹疼痛。查体有肝脏肿大，质地中等并有压痛，少有脾脏肿大，皮肤及巩膜黄染。晚期可出现肝硬化表现，如腹水、肝掌、蜘蛛痣等。停止饮酒后可有震颤与谵妄。检验检查显示血红蛋白降低，网织红细胞增多；红细胞形态改变，如大红细胞、球形红细胞、靶细胞等；红细胞脆性增加；尿液分析呈血红蛋白尿及含铁血黄素尿等溶血性贫血表现；骨髓检查红细胞系统增生活跃；血脂增高，其中以胆固醇、磷脂及甘油三酯为著；血清胆红素增加，碱性磷酸酶增高，肝功能异常；肝脏活检有脂肪浸润及肝硬化改变。在临床工作中要加强该病的诊断意识，凡是遇到溶血性贫血、黄疸、高脂血症加上长期饮酒的病史等，即可考虑本病，故此诊断不难。但如果患者存在腹水、肝功能异常等其他表现，常误诊为其他疾病而忽略本病。该病戒酒后可康复，预后良好。

# 治疗篇

- ◆ 脂肪肝需要治疗吗？
- ◆ 脂肪肝没有症状也需要治疗吗？
- ◆ 脂肪肝需要长期综合性治疗吗？
- ◆ 脂肪肝治得好吗？
- ◆ 脂肪肝的根本治疗是什么？
- ◆ ……

# 脂肪肝需要治疗吗？

很多人认为脂肪肝是富贵病，于健康无大碍，无须治疗。曾有患者诊断为酒精性脂肪肝，未引起重视，仍不停地喝酒应酬。后来，当感到腹胀纳差来就诊时，已发展到了肝硬化腹水。

不仅酒精性脂肪肝可以影响人体健康，非酒精性脂肪肝也并非良性疾病。事实上，即使是单纯性非酒精性脂肪肝，也因为脂肪肝比正常肝脏脆弱，更容易受到药物、工业毒物、酒精、缺血以及病毒的伤害，从而导致其他类型肝病发生率增高。

总的来说，单纯性脂肪肝转化为肝硬化的概率较低，但是脂肪性肝炎的预后较差。10年随访表明，16%的非酒精性脂肪性肝炎会发展为肝硬化，最后死于肝硬化、肝癌的约3%。

除了肝脏疾病之外，脂肪肝的出现还意味着体内脂代谢紊乱已较为严重，很容易并发高脂血症、糖尿病、高血压，最后发生冠心病、脑卒中的可能性也很大。所以，患了脂肪肝不能不当回事，应该及时到医院诊治。

# 脂肪肝没有症状也需要治疗吗？

许多在健康体检中发现"轻度或中度"脂肪肝的患者，平时并没有任何不适的症状，血清转氨酶正常或轻度异常。这些患者往往会前来询问，脂肪肝没有症状也需要治疗吗？

可以肯定地说，脂肪肝没有症状也需要治疗。事实上，大部分脂肪肝患者是没有特异症状的，即使有也只是右上腹胀痛、乏力等轻微的不适，并且症状的轻重有无与脂肪肝的程度并无相关性。另外，临床上很多患者的"轻度"或"中度"脂肪肝是由B超检查出来的，这反映的仅仅是肝脏脂质蓄积的程度，并不能如实反映肝脏炎症坏死的程度。现在认为，当脂肪肝患者出现持续较高或反复波动的转氨酶，或伴有严重肥胖尤其是腹部肥胖、血糖异常时，"脂肪性肝炎"存在的可能性很大。持续不愈的脂肪性肝炎往往会导致肝纤维化和肝硬化。脂肪肝的出现还意味着体内脂代谢紊乱已较为严重，很容易并发高脂血症、糖尿病、高血压，最后也可能发生冠心病、脑卒中。所以，即使健康体检发现的无症状脂肪肝，也应该及时到医院诊治。

## 脂肪肝需要长期综合性治疗吗？

脂肪肝的治疗是一个综合性的治疗，包括以下几点。①去除病因：包括戒酒、控制体重等，是脂肪肝的最根本治疗。②基础治疗：包括合理均衡的饮食、中等量的有氧运动、纠正不良的生活行为等，对脂肪肝的康复有着重要的意义。③药物治疗：可选用的药物包括改善胰岛素抵抗的药物、减肥药物、调控血脂的药物以及保肝药物等。需要指出的是，迄今为止尚无治疗脂肪肝的特效药物问世。脂肪肝强调的是综合治疗。

脂肪肝是慢性病，需要长期治疗。一般各种药物治疗最好维持3~6个月以上，而戒酒、控制体重、合理的饮食运动等基础治疗对于任何一个脂肪肝患者来说都是应该终身坚持的。

## 脂肪肝治得好吗？

许多患者发现脂肪肝后不上医院看病，还有一个原因是认为脂肪肝没药好吃，是治不好的。的确，有不少脂肪肝患者长期就诊于多家医院，尝试了不少药物，但就是不见好转。

其实，单纯性脂肪肝是各种肝毒性损伤的早期表现，如果能及时去除病因、进行控制，肝内脂肪沉积在数月内就可完全消退。比如，对于酒精性脂肪肝，戒酒绝对有效；对于多数药物性脂肪肝，在及时停药后亦可康复；而对于肥胖性脂肪肝，如能有效控制体重，则肝内脂肪沉积很快消退。

一旦单纯性脂肪肝发展为脂肪性肝炎，想要完全康复就至少需要半年，甚至可能需要几年坚持不懈的治疗，只有少数患者即使去除病因仍进展为不可逆转的肝硬化。

因此，无论是单纯性脂肪肝或是脂肪性肝炎，都是可以治愈或者可以使病情缓解的。早期发现、早期治疗是防治脂肪肝的主要措施。许多脂肪肝患者治疗后不见好转，恐怕还是治疗方法不得当。比如：①仅仅寄希望于药物而忽视改变生活方式。②脂肪肝的病因不能去除。③治疗时间过短，转氨酶正常了或肝区胀痛消失了就不再治疗等等。

## 脂肪肝的根本治疗是什么？

脂肪肝是一种由多种疾病引起的获得性疾病，去除病因和积极控制原发病对脂肪肝的防治至关重要。轻中度脂肪肝，即使已发展到了脂肪性肝炎和肝纤维化，如能去除病因、控制原发疾病，肝组织学改变仍可好转，甚至完全恢复。

戒酒对于酒精性脂肪肝绝对有效，肝内脂肪沉积一般在戒酒数周或数月内完全消退。大多数药物性脂肪肝在及时停用相关药物2~3个月内可完全恢复正常，饥饿及蛋白质–热量不足引起的脂肪肝，通过饮食补充蛋白质或氨基酸以及足够的热量后，肝脏病变可迅速逆转。肥胖性脂肪肝的关键在于有效控制体重。全胃肠外营养所致的脂肪肝应避免过高热量及过多脂肪乳剂输入，并尽早开放经口饮食。慢性肝炎患者不论病情轻重，一味强调加强营养、静养休息，均可诱发脂肪肝，所以应尽可能避免这些因素。小肠改道手术所致脂肪肝重新做吻合手术，恢复改道前情况，可以使脂肪肝逆转。

由此可见，去除病因、控制原发病是治疗脂肪肝的根本方法。

## 脂肪肝的病因治疗需要注意哪些问题？

对于大多数脂肪肝患者首先应明确脂肪肝可能的病因及诱因，尤其要注意容易被忽视的因素，如药物的不良反应、接触工业毒物中毒、左旋肉碱缺乏、胃肠外营养、甲状腺功能亢进或减退、妊娠呕吐、重度贫血以及心肺功能不全的慢性缺氧状态等。

其次，很重要的一点就是评估患者的饮酒状态，完全不饮酒当然可以排除酒精性脂肪肝，而明确酒精性肝病的诊断，饮酒的量和时间也有标准。并且，并不能完全依赖患者主诉的饮酒量，而是要通过临床表现、体征、实验室检查来综合判断有无酒精依赖。

另外，要综合评估患者的全身状况，比如是否伴有糖尿病、高血压、高脂血症、冠心病、脑血管病变等等。对于大多数非酒精性脂肪肝的患者来说，并存的心脑血管疾病可能为患者的主要矛盾，应考虑优先治疗。

同时还要注意区分不同病因及不同起病形式的脂肪肝治疗方案的不同，如急性脂肪肝与慢性脂肪肝、酒精性脂肪肝与非酒精性脂肪肝、营养不良性脂肪肝与营养过剩性脂肪肝的治疗原则迥然不同。例如，急性脂肪肝需要立即收入重症监护病房进行抢救，而慢性脂肪肝则重在寻找病因和健康宣教及生活方式干预。

## 戒酒能否逆转酒精性肝病？

迄今尚无治疗酒精性肝病的特效药物，戒酒仍然是最为有效的治疗措施，戒酒可以完全逆转酒精性脂肪肝，可以减轻酒精性肝炎的程度，还可提高酒精性肝硬化的5年生存率。实践证明，酒精性肝病的预后主要取决于患者能否长期坚持戒酒。但是，戒酒并不容易，目前并没有一种可以抑制饮酒欲望的药物。对于已有酒精依赖和戒酒综合征的患者，戒酒更为困难，而且容易复发。

酒精性脂肪肝患者，戒酒后2~4周就可恢复或明显改善，肝功能异常以及肝脏肿大均可以较快回复正常。酒精性肝炎的患者，在经历一段时间的戒酒、休息后，肝功能异常和肝脏肿大，也可恢复正常或好转。国外有报道：酒精性肝炎7年生存率在减少饮酒者为80%，而在继续嗜酒者为50%。

轻微肝纤维化者，戒酒后也可不继续发展。但肝硬化已充分形成而且有门静脉高压、食管静脉曲张者，戒酒就很难逆转肝脏病变了，但是还是可以改善肝病活动程度。酒精性肝硬化比其他类型肝硬化的预后好，但也取决于酗酒者能否戒酒。

## 哪些药物可以帮助戒酒？

可以帮助戒酒的药物包括：抗酒药、治疗戒酒后再发的药物等。

抗酒药并不是抵抗酒精在体内的作用，即使用抗酒药也不能使患者减少饮酒的欲望。该类药物主要使酒精消耗后产生乙醛在体内堆积，引起乙醛中毒的典型潮红反应，患者会出现颜面潮红、头痛、头晕、恶心、呕吐、呼吸困难、出汗、脉率增加、血压下降、意识不清甚至癫痫发作，从而使饮酒者不敢饮酒或不敢过多饮酒。常用的有戒酒硫（Disulfiram）。近年来研究显示该药的不良反应多、依从性较差，疗效不确定。偶有肝毒性，抑制肝细胞药物代谢酶，导致药物相互作用。因此，该药物使用要慎重，应该在医生指导下服用。

纳曲酮是一个口服的阿片受体拮抗剂，可以减少酒精引起的心理强化刺激，从而减少饮酒的欲望，可用于高度酒瘾者，并且能抑制酒瘾再发。该药肝毒性较少，给药方便，用量较小，是近年来国外应用较多的戒酒辅助药物。

Acamprosate是一个较新的辅助戒酒药物，它是水溶性牛磺酸衍生物，可透过血脑屏障抑制谷氨酸神经递质，减少酒精诱导的神经高兴奋性。不良反应少而轻，而且不通过肝脏代谢，肝衰竭时药代动力学无改变。除了终末期肝硬化外，对其他绝大部分酒精性肝病患者耐受良好。

## 如何治疗酒精依赖症？

酒精依赖是机体和酒精相互作用所产生的精神身体状态。医学界认为，酗酒与吸毒本质上都属于药物滥用。酒精依赖的患者如果突然不饮酒会出现生理功能障碍，这一点类似于吸毒者戒毒时的表现。对戒酒期间出现的各种反应，应当予以及时处理，严重时可住院治疗，以防治戒酒综合征。治疗的最终目的是不用酒精而恢复和维持患者心理和生理平衡。戒酒是治疗酒精性肝病的最紧要环节，而酒精依赖症的有效治疗是能否达到戒酒目标的关键。患者及其亲人必须予以足够的认识和重视。

酒精依赖患者发生戒酒综合征是一种可怕的体验，要在友善而安静的环境中，镇静而坚定地给予治疗。镇静剂需要从早期开始使用。但戒酒综合征控制后，不能长期使用镇静剂，因为这类药物本身有成瘾的倾向。对于严重的酒精依赖症还要补充足够的液体和热量，维持电解质和酸碱平衡，并补充维生素和适当加用保肝药物。

戒酒综合征可以持续1~2个月，不过通常1周左右消失。进一步就是对患者的精神依赖从心理和社会方面给予照顾，恢复患者的自信，重新获得身体、心理和社会的平衡。

## 肥胖者要减轻多少体重就可改善脂肪肝？

基于肥胖与脂肪肝关系密切，对于体重超重和肥胖以及近期内体重增长过快的脂肪肝患者，必须考虑减肥治疗。事实证明，减肥不但可以防治胰岛素抵抗和代谢综合征及其相关的心脑血管事件，而且可以有效防治肥胖相关肝病。

肥胖性脂肪肝患者在半年内基础体重下降10%后，肝内脂肪沉积可以完全消退，同时肿大的肝脏回缩，肝功能恢复正常。对于肥胖相关的转氨酶增高的治疗，并非联苯双酯、垂盆草等降酶药物，而是减肥治疗。一般情况下，体重每下降1%，血清转氨酶可降低8.3%，体重下降10%，增高的转氨酶多能恢复正常。而体重持续增长者其转氨酶往往仍居高不下。

值得注意的是，减肥的目标不仅仅是减轻体重，更重要的是缩小腰围。腰围的缩小意味着中心性肥胖得到控制，胰岛素抵抗得到改善，糖脂代谢紊乱得到纠正，而这些正是脂肪肝、高脂血症、糖尿病甚至心脑血管疾病的发病基础。所以腰围的缩小对脂肪肝的好转更有意义。

另外，减肥对病毒性肝炎的防治也有积极的影响。对于乙型肝炎病毒携带者合并肥胖性脂肪肝，减肥可使脂肪肝逆转、转氨酶复常；对于慢性乙型肝炎和肥胖性脂肪肝并存的患者，减肥治疗和抗病毒治疗齐头并进，可提高抗病毒治疗的效果。

因此，对于肥胖性脂肪肝患者，积极减肥具有重要的治疗意义。减肥的目标是控制体重和缩小腰围。即使减肥后的体重没有达到标准体重，但只要较前下降10%左右，就能使脂肪肝的病情明显缓解。

## 哪些方法有助于肥胖性脂肪肝患者减肥？

减肥方法主要有节制饮食、增加运动、修正不良行为以及减肥药物、减肥手术和极低热量饮食。其中，前三种方法为基本的治疗措施。多数患者仅仅通过改变生活方式的基础治疗就可以达到减肥和防治肝病的目的。减肥药物仅起辅助治疗作用，其对肥胖性肝病的治疗效果和安全性尚待考察，主要用于中重度肥胖，特别是合并血脂、血糖、血压升高者。目前最常用的减肥手术是胃成形术，仅用于少数重度顽固性肥胖患者。极低热量饮食即饥饿疗法，因为不良反应大，一般不主张用于肝病患者。

肥胖是一种类似于糖尿病和高血压的慢性病，需要长期，甚至终身接受治疗。尽管少数患者可能对某些治疗方法特别有效，但是大多数患者需要综合治疗。患者应当在医生的指导下制定合理的健康目标，并力争改变自己的饮食习惯、生活方式，适当参加能持之以恒的体育活动，以取得长期持续的减肥效果。

此外，预防体重的反跳也是减肥的重要目标。总的说来，减肥的成功率不高，大多数患者虽然尽力使体重有所下降，但其后体重迅速恢复到原先水平。事实上，有些患者在其一生中曾减掉将近1吨的体重，但其体重最后还是处于极高水平，其原因主要是减肥后的体重反跳。归根到底，减肥的成功以及长期维持，需要患者彻底改变其生活方式。然而，俗话说"江山易改，本性难移"，彻底改变生活方式并予以坚持谈何容易，需要患者极大的自制力和家人、医生乃至社会的共同努力。

## 减肥的注意事项是什么？

对于中重度肥胖者而言，要让体重和腰围完全恢复正常往往是不现实的，因此不一定要以它作为减肥的最终目标。对于体重超重和轻度肥胖者，要做的仅仅是调整体重的构成比例，减少脂肪特别是腹部脂肪的含量，增加肌肉的成分，而并不是减轻体重。对于体重迅速增长的个体，则仅仅需要控制体重增长的势头即可。

尽管肥胖是脂肪肝肯定的危险因素，减肥对脂肪性肝病和肝功能的改善并非绝对有效。少数病例减肥后肝组织炎症、坏死和纤维化加重，甚至导致肝功能衰竭和死亡。因此，减肥时需要监测体重和肝功能，有发生肝衰竭可能的需要肝活检协助诊断。目前认为，体重下降速度是决定肝组织学改善或恶化的关键因素，每月体重下降超过5kg可导致肝病恶化，而每月体重下降小于0.45kg往往说明减肥措施无效。此外，减肥方法对肝脏的影响也不容忽视。临床上，经常可以遇到因服用减肥保健品和减肥中成药导致药物性肝损害的病例。对于非酒精性脂肪性肝炎和（或）肥胖性脂肪肝体重快速下降者，加用适当的保肝药物有助于防治药物性肝病和肝病恶化。

## 哪些药物可以帮助减肥？

药物减肥主要通过抑制食欲、促进能量代谢和产热、影响消化和吸收以及促进局部脂肪分解而起效。减肥药物对于肥胖性脂肪肝的治疗的利弊至今仍有争议。但有一点是肯定的，即迄今为止还没有发现治疗肥胖症的特效药物。

多数学者认为，减肥药物是治疗中重度肥胖（BMI>30）必要的辅助手段。对于体重指数大于35kg/m²者，可能同时需要极低热量饮食，而更主要的是使患者坚持综合治疗。在药物治疗前和治疗中要对患者进行饮食运动指导、并纠正行为，以获得长期的效果。

常用的药物有胰岛素增敏剂二甲双胍、芬氟拉明、雄激素、β₃肾上腺素能促进剂、西布曲明、一些食欲抑制剂、消化道脂肪酶抑制剂等。减肥药的疗程一般为3个月，近年来随着安全性良好的药物问世，疗程多延长至1年以上，甚至有学者建议长期使用。但长期使用食欲抑制剂，还会导致焦虑、抑郁、办事效率下降，且有引起肺动脉高压的报告。

若干年前，芬氟拉明和右芬氟拉明等药物由于减肥效果显著，在西方社会曾广泛使用。但是由于其难以令人接受的毒性和不良反应，已于1997年从美国市场上撤除。

西布曲明是一种中枢性食欲抑制剂，可以增加饱腹感，还可以增加产热。促进能量消耗，从而起到减肥作用。对于合并2型糖尿病的肥胖患者，可以调节血糖、改善胰岛素抵抗。西布曲明的主要不良反应有头痛、口干、便秘、失眠及血压增高，有高血压、冠心病、心律失常以及有脑卒中病史者禁用西布曲明。

奥利司他是1999年被美国FDA批准的减肥药，其作用机制为抑制胃和胰腺的脂肪酶，使其不能降解饮食中的脂肪，导致饮食中约30%的脂肪不被吸收而排出体外，大约每日减少200kcal的热量摄入。该药物减肥速度虽然比食欲抑制剂缓和，但是疗效肯定，安全性高，可以长期服用。不良反应主要包括腹胀、脂肪泻（拉油）、大便失禁等。发生率约为5%，一般发生在治疗的前3个月内。该反应的严重程度与患者饮食中脂肪含量过多直接相关，因而也可促进患者自觉减少脂肪的过度摄入。长期服用可能会影响脂溶性维生素（A、D、K、E）的吸收，应注意补充。

另外值得一提的是胰岛素增敏剂二甲双胍，它不仅仅是一种治疗糖尿病的药物，而且可以减轻体重、改善胰岛素抵抗、改善糖脂代谢紊乱。目前已广泛应用于代谢综合征相关疾病的治疗，同时也被认为是一种减肥辅助药物。在众多的临床研究中，与磺酰脲类药物相比，二甲双胍可使体重指数（BMI）下降达2%~4%。有报道，服用二甲双胍治疗3~6个月，体重减轻最明显，可达1%~3%。此药是一种老药，价格便宜，安全性高。最常见的副作用是腹胀、大便紊乱、抑制食欲等胃肠道反应，但不会引起低血糖。

## 哪些肥胖患者需要外科手术治疗？

对于顽固性极度肥胖患者（BMI>40），经过饮食、运动、行为治疗以及药物治疗后无效，或BMI在35~40之间，并有睡眠呼吸暂停、心肌病等严重并发症者可考虑外科治疗。常用的减肥手术有两大类：①缩小胃，以抑制食物摄入为主的手术方法，比如胃短路术，胃成形术。②减少小肠消化吸收的面积，从而降低热量的吸收，如空-回肠短路术。社会上常见的腹壁减肥术、肢体和臀部减肥术以及脂肪抽吸术，减肥效果差，主要用于美容。

临床医师需仔细筛选患者，以使肥胖者能真正从手术中获益。手术可以使增高的体重下降60%~80%以上，多在术后18个月~2年达到其最大减肥效果，其后体重有所增加，至术后第5年体重开始保持稳定。

西方社会的人群肥胖情况比较严重，减肥手术开展的相对较多。国外资料显示，减肥手术后，患者体重显著下降，糖尿病和高血压的发生率、死亡率、丧失工作时间和致残率均显著下降，情绪改善，但仍有20%以上的手术患者，最终回到原先的体重。

减肥手术也有风险，总体手术死亡率高达1%以上，且常诱发腹泻、营养不良、脂肪性肝炎，甚至因脂肪肝进行性加重发生肝硬化，并需长期补充维生素和矿物质，极少数患者有时甚至需要再次手术以恢复正常解剖状态。

## 如何预防减肥后体重反跳？

尽管目前多数减肥治疗近期效果尚可，但远期疗效较差，停止治疗后，患者的体重大多很快恢复到减肥前的水平。肥胖者体重减轻以及反跳导致的体重增加，这种反复称为体重循环。虽然肥胖程度愈重，其并发症的发病率愈高，预后也愈差，但是反复体重波动导致的损害也是不容忽视的。简单而又极端的饮食限制不仅减少脂肪组织，而且使非脂肪组织也减少，体重反跳后，可引起机体脂肪含量占体重的百分比增加，肝内脂肪沉积亦可增加。此外，体重变动和继发性体内脂肪分布的变化，将在某种程度上使冠心病、肝炎和肝纤维化以及胆石症的危险率增加。

体重循环的原因还不清楚，非脂肪体重的减少，伴随基础代谢率低下是其重要原因之一。运动疗法对预防体重循环的发生有重要意义。许多研究表明，初期阶段减肥速度越快，体重反跳及诱发心脑血管和脂肪性肝炎的概率也越大，长期维持标准体重就越困难。因此，在考虑肥胖者长期预后时，不应仅注意肥胖的并发症，还要考虑体重循环以及肥胖难治化等问题。

在诸多与体重反跳相关的原因中，精神因素和心理特性较为重要。为此，应将初期减肥目标控制在减轻10%~15%体重以内，因为在此减肥程度就可以明显改善健康状况。同时，减肥尽量采取综合措施，不仅仅是简单地限制饮食量（比如不吃主食），而是科学合理地调整饮食结构、改变不良的饮食习惯，同时一定要配合中等量的运动。建议每月体重下降不超过5kg，否则欲速则不达。药物减肥和手术减肥一定要慎重。

## 怎样治疗伴随糖尿病的脂肪肝？

糖尿病及时得到诊断和治疗，血糖控制良好时，可促进肝内脂肪浸润消退，因此对于糖尿病性脂肪肝患者，应强调血糖的及时、有效控制。比较理想的控制指标是空腹血糖小于6.0mmol/L，糖基化血红蛋白小于7%，餐后2小时血糖小于7.8mmol/L。为了达到这些目标，首先，应该进行基础治疗，即控制饮食、增加运动、改变不良生活方式。在基础治疗不能奏效的情况下，应使用药物治疗。在糖尿病的不同阶段，使用药物也不同。轻度的2型糖尿病患者可选用一种能改善胰岛素抵抗的药物，这些药物包括双胍类（二甲双胍等）及胰岛素增敏剂（文迪雅、艾汀等）。如无效，可联合应用改善胰岛素抵抗的药物和餐后血糖调节剂（阿卡波糖等）。血糖控制仍不理想，可再加用胰岛素分泌剂，即各种磺脲类口服降糖药。病情更严重者，应该口服降糖药与胰岛素联合治疗。糖尿病后期胰岛素分泌衰竭的患者，则需要胰岛素替代治疗，即每日注射2~4次胰岛素，并停用磺脲类等促胰岛素分泌剂。

由于多数糖尿病性脂肪肝患者常伴有高甘油三酯血症，可以考虑使用降脂药物。但糖尿病脂代谢紊乱主要由于代谢综合征时，胰岛素抵抗状态下，外周脂肪细胞功能紊乱，脂肪分解增加导致的血脂增加，纠正胰岛素抵抗状态是降低高甘油三酯血症的根本。因此对于这类患者，并不急于加用降血脂药物，而是先给予饮食和运动治疗，并用二甲双胍等药物改善胰岛素抵抗状态。如效果不显著，而且血脂呈中重度增高，可加用贝特类等降血脂药物。也有学者认为，维生素E、必需磷脂酰胆碱等药物不仅能改善脂肪肝，还能降低高甘油三酯血症。

## 哪些药物可以改善胰岛素抵抗？

什么是胰岛素抵抗？简单地讲就是胰岛素的生物作用遭到了"抵抗"而效应不足。胰岛素抵抗不仅仅是糖代谢紊乱以及糖尿病的发病基础，而且是血脂紊乱、非酒精性脂肪肝、高血压、心脑血管疾病等代谢综合征组成疾病发病的共同土壤。改善胰岛素抵抗，可望有效防治上述疾病。改善胰岛素抵抗，最根本的方法是进行基础治疗，即控制饮食、增加运动、改变不良生活方式。同时，有些药物也有改善胰岛素抵抗的作用。

二甲双胍问世已有几十年，是最常用的口服降糖药之一。但确切地说，应称为抗高血糖药。因为血糖正常的人服后不会发生低血糖。二甲双胍不是通过刺激胰岛B细胞功能而降低血糖，而是通过促进葡萄糖氧化、增加肌肉、肝脏和脂肪肌肉的糖原合成和脂肪合成改善胰岛素抵抗，增加周围组织对胰岛素的敏感性，增加葡萄糖的利用，减少葡萄糖对组织的毒性作用来降低血糖。多数研究提示二甲双胍可增加胰岛素的敏感性20%~30%，增加葡萄糖利用达15%~40%。

另外一种药物是近年问世的胰岛素增敏剂噻唑烷二酮类（TZDs）药物。目前中国市场上的TZDs有两类，一类是罗格列酮，一类是匹格列酮。TZDs主要是帮助胰岛素信号或者胰岛素代谢过程中关键物质的表达来改善胰岛素抵抗。胰岛素抵抗发生的很主要的原因就是脂肪细胞功能的改变，比如说一胖了，脂肪细胞的体积就大了，大了以后有好多功能改变了，造成了胰岛素抵抗。而TZDs可以促进前脂肪细胞向成熟脂肪细胞分化，使大脂肪细胞减少，小脂肪细胞增多，这样使脂肪细胞的功能正常，胰岛素抵抗就减轻了。另外，TZDs还能通过调控与糖脂代谢某些通路相关的基因的转录，来增加胰岛素敏感性。

TZDs用于适合人群，长期效果较好，但使用过程中要注意：①肝脏损害，第一个TZDs曲格列酮在使用过程中发生了严重的肝坏死，建议TZDs使用中要监测肝功能。②水肿，大部分轻微，但有的人水肿比较明显，心功能不好的患者要注意。③体重增加，这一点与二甲双胍不同。④2007年，美国FDA警告TZDs有增加心血管事件和恶性肿瘤的可能性，但仍可以在医生的指导下使用。

## 没有糖尿病的脂肪肝患者也需要服用二甲双胍吗？

脂肪肝患者来就诊，我们根据病情有时会让患者服用二甲双胍。但是，如果医生没有做好说明工作，许多患者依从性较差，不会服用二甲双胍。他们认为，自己又没有糖尿病，为什么要服用一个降糖药呢？更有患者以为二甲双胍会引起低血糖而不敢服用。

二甲双胍问世已有几十年，这当中走过曲折的路。一开始二甲双胍，由于降糖作用不及同类产品苯乙双胍（降糖灵）而受到冷落。后来苯乙双胍由于严重的不良反应——乳酸酸中毒而被禁用，二甲双胍才得以推广。近年来，随着2型糖尿病和代谢综合征的共同土壤——胰岛素抵抗的深入研究，发现二甲双胍的作用远远超出了降血糖，二甲双胍逐渐成为医学界的"新宠"。

正如前文所述，二甲双胍应称为抗高血糖药。血糖正常的人服后不会发生低血糖；而血糖高的糖尿病患者服后可使增高的血糖降低，但极少引起临床的低血糖。因为二甲双胍是通过改善胰岛素抵抗来调节血糖的，它不会刺激胰岛素分泌，因而也不会引起低血糖。

除调节血糖外，二甲双胍还有如下作用。

（1）控制体重：尤其是同时采用饮食控制和体育锻炼者，在众多的临床研究中，与磺酰脲类药物相比，二甲双胍可使体重指数（BMI）下降达2%~4%。有报道，服用二甲双胍治疗3~6个月，体重减轻最明显，可达1%~3%。

（2）调节脂代谢：2型糖尿病患者约50%伴有脂肪代谢紊乱，这是引起动脉血管病变的前驱病变，也是并发心血管疾病和血栓形成的危险因素。而二甲双胍能有效地降低血甘油三酯、总胆固醇和血游离脂肪酸。①可使非糖尿病患者和2型糖尿病患者的血甘油三酯水平降低达20%~45%。在非高甘油三酯患者，降低10%~20%，而在高甘油三酯患者则可降低达50%。②可使2型糖尿病患者的血总胆固醇降低17%，低密度脂蛋白（坏胆固醇）降低5%~10%，高密度脂蛋白（好胆固醇）升高2%。③在胰岛素抵抗中，血游离脂肪酸升高起重要作用。二甲双胍可使非糖尿病患者、糖耐量受损者、肥胖和非肥胖2型糖尿病患者的空腹和餐后血游离脂肪酸水平轻度降低10%~20%。

（3）对高血压的影响：二甲双胍可使血压和周围血管阻力降低，改善微动脉的顺应性，增加局部血液供应和营养交换，有报道，254例2型糖尿病患者，接受二甲双胍治疗6个月后，收缩压和舒张压降低分别为11.3%和13.3%。

正由于二甲双胍可以改善胰岛素抵抗，减轻体重，调节糖脂代谢，因而目前它被较广泛地应用在一些与胰岛素抵抗、代谢紊乱相关的疾病上，如多囊卵巢综合征、肥胖等。最近公布的美国糖尿病预防研究认为，尚未发生糖尿病，但糖耐量已经异常者服用二甲双胍可减少或延缓2型糖尿病的发生。

国内外也有学者将二甲双胍用于非酒精性脂肪肝的防治。多项研究表明，二甲双胍能改善NAFLD患者肝功能，缩小肝脏体积，在组织学方面则表现为肝脏脂肪变性和炎症坏死的显著减轻。目前，二甲双胍已被写入了最新的中国非酒精性脂肪性肝病诊疗指南中。一般而言，伴有肥胖（或BMI正常但腰围超标）或血糖异常（糖尿病或糖耐量异常者）的脂肪肝患者是二甲双胍的应用指征。

## 二甲双胍有哪些不良反应？

二甲双胍最主要最常见的不良反应就是消化道反应。在服用二甲双胍初期，尤其是空腹服药，约有20%的患者出现胃部不适反应，能引起一过性恶心、呕吐、厌食、口中有金属异味、腹胀、大便稀薄及腹泻等胃肠道反应，其原因可能是由于药物在胃内立即溶解，高浓度的盐酸二甲双胍附着在上消化道黏膜上，产生刺激作用导致消化道不适。如改为饭中或饭后服用，不良反应要小一些。因此，不宜在空腹或饭前服用，应在餐中或饭后即服，以减少这些反应。

由于二甲双胍会增加糖的无氧酵解，增加乳酸的生成，因此，最严重的反应是乳酸性酸中毒，但是发生率极低，每10万人中只有2~5人。远较同类药物甲丁双胍和苯乙双胍少。但是一旦发生，其死亡率高达50%，而且一般医院不测血中乳酸含量，故诊断较难。但不要害怕，只要掌握剂量适当，肾功能良好，就不会发生乳酸酸中毒。由于二甲双胍经肾排出，所以肾功能不全、血清肌酐大于15g/L者禁用。此外，严重的心、肝功能不全，以及将进行手术或X线造影术者均不宜用。

注意了以上问题，一般来说二甲双胍还是比较安全的，所以目前用得很广泛。

## 转氨酶异常是不是二甲双胍的禁忌证？

二甲双胍的药物说明书上写着：肝肾功能不全者慎用。因此，有许多患者，甚至一部分临床医生认为，转氨酶异常者就不能使用二甲双胍。而许多求医问药的脂肪肝患者转氨酶又往往是升高的，那这些患者使用二甲双胍是安全的吗？

这里首先要明确一个观念，即"转氨酶异常不等于肝功能不全"。虽然，我们通常把血清转氨酶称为"肝功能试验"，但事实上，血清转氨酶升高是由于肝细胞破坏，或细胞膜的通透性增高时，细胞内的酶进入血液增加所致。因而，转氨酶仅仅是肝细胞损伤的标志。

而肝脏的功能有许多，比如合成、代谢、排泄等等。临床上比较公认的反应肝功能的指标有人血白蛋白、胆红素水平、凝血酶原时间等。经典的Child-Pugh肝功能分级标准即由这3项加上腹水、肝性脑病的情况共5项组成。只有这些指标出现异常，并达到一定程度，我们才称之为肝功能不全。由于肝脏是多数药物的代谢器官，因而肝功能不全时，许多药物应该慎用，这其中也包括二甲双胍。

脂肪肝患者出现了转氨酶异常，只要不同时存在人血白蛋白、胆红素水平、凝血酶原时间等指标的异常，就可以放心使用二甲双胍。而且，由于二甲双胍能改善胰岛素抵抗、调节糖脂代谢，许多使用脂肪肝常规保肝药物无效的脂肪肝患者在用了二甲双胍后，血清转氨酶恢复了正常。因此，转氨酶异常不但不是脂肪肝患者使用二甲双胍的禁忌证，反而是其适应证之一。

## 脂肪肝患者要用降血脂药吗？

有些患者认为脂肪肝就是肝脏脂肪太多了，需要用降血脂药物来祛除肝脏内的脂肪。其实，尽管高脂血症与脂肪肝关系密切，但高脂血症并不是导致脂肪肝的直接原因，只是脂肪肝的一种伴随状态。部分降血脂药物虽能有效降低血脂，却不能很好地清除肝脏中沉积的脂肪。至今国内外尚无降血脂药物能够有效减少肝脏脂肪沉积的正规临床试验。因此，患了脂肪肝并非都得服用降血脂药物。而且脂肪肝患者对降血脂药物的耐受性较正常人低，长期大量使用不仅不能减轻脂肪肝，反而可以加重肝脏损伤。所以，脂肪肝患者应权衡利弊，慎重考虑是否需要用降脂药。

其实，如果脂肪肝不伴有高脂血症，那么就不要用降血脂药物。如果脂肪肝患者伴有高脂血症，应根据高脂血症的原因、程度以及发生心脑血管事件的概率，酌情决定是否要用降血脂药物。

对于酒精引起的脂肪肝，如果伴有高脂血症，那么戒酒对于降低血脂和减轻脂肪肝都有好处；如果是药物引起的脂肪肝，能停药则尽量停药。如果不能戒酒或停药，而血脂又不是太高，就不要管它，因为如果用药物处理，就会增加肝脏负担。

与肥胖、糖尿病相关的脂肪肝，往往表现为血甘油三酯轻中度升高。对于这种患者，最重要的还是基础治疗，即首先采取控制饮食、增加运动、改变生活方式以及应用改善胰岛素抵抗的药物来控制体重、血糖、血脂和治疗脂肪肝。如果3~6个月后血脂水平仍呈中重度增高，可酌情使用降血脂药物。也有一些脂肪肝患者同时存在血浆胆固醇代谢紊乱，表现为总胆固醇和低密度脂蛋白胆固醇增高，高密度脂蛋白胆固醇降低，这些患者如果基础治疗无效，要及时加用他汀类降脂药物，因为胆固醇代谢紊乱与心脑血管疾病的关系比较密切。

如果脂肪肝血脂异常伴有冠心病，或者是有高脂血症家族史并且血脂增高明显，则要采用较为积极的降血脂药物治疗，因为此时高脂血症严重影响了人体健康，降低血脂可以改善疾病的预后。

## 脂肪肝患者如何选择降血脂药物？

在不同的情况下，脂肪肝患者对降血脂药物的选择也不同。

（1）烟酸及其衍生物：烟酸类药物以降低血清极低密度脂蛋白及甘油三酯为主。烟酸的不良反应较多，主要有皮肤潮红和胃肠不适，而且可降低糖耐量，增加血尿酸，甚至引起肝功能损害。因此，糖尿病、痛风及有肝功能损害的患者慎用烟酸。肌醇烟酸酯等药物的血脂调节作用较弱，一般也不选用此类药物防治脂肪肝。

（2）胆汁酸结合树脂：包括考来烯胺和考来替泊等，主要用于高胆固醇血症的治疗。此类药物有异味，含有氯离子，影响肠道对维生素的吸收，并有可能加剧高甘油三酯血症。因此，一边不用于脂肪肝的高脂血症治疗。

（3）贝特类（苯氧乙酸类）：苯氧乙酸类包括苯扎贝特、非诺贝特、吉非罗齐等药物，因大部分药名中有"贝特"两字，故又称为"贝特类"降脂药物。贝特类药物主要作用为降低血浆甘油三酯，对低密度脂蛋白胆固醇也有一定的降低作用。一般用于血液甘油三酯中、重度升高的脂肪肝患者。氯贝丁酯（安妥明）因不良反应较大现在已很少应用。苯扎贝特、非诺贝特、吉非罗齐等不良反应相对较少，主要表现为胃肠道反应，偶有肌痛、皮疹以及可逆性的肝肾功能损害，有时还会诱发胆石症。

脂肪肝患者最关心的可能就是贝特类降脂药物肝脏损害的不良反应了。在这里给几个建议：①血浆甘油三酯轻度升高的脂肪肝患者，治疗以饮食控制＋加强运动＋减肥治疗等基础治疗为主，可以加用二甲双胍来改善胰岛素抵抗，调节机体的糖脂代谢。②血浆甘油三酯中重度增高的患者，特别是血TG在10mmol/L以上的患者，发生急性胰腺炎和动脉粥样硬化的危险大大提高，应当服用贝特类药物降血脂。③据我们的观察，贝特类药物用于脂肪肝患者还是安全的，肝功能损害比较少见，即使有，也多为一过性的可逆性的转氨酶轻度异常。④使用贝特类药物建议常规观察肝功能，可以同时加用一定的保肝药物。⑤出现以下情况应及时停药，如治疗3个月无效、肝功能显著异常、肌炎和胆结石。

（4）他汀类：包括阿托伐他汀、洛伐他汀、辛伐他汀、普伐他汀、氟伐他汀等。国产调脂药血脂康，其调脂的主要成分为洛伐他汀，是红曲发酵的天然代谢产物。他汀类药物能抑制胆固醇在肝内的合成，呈剂量依赖性降低血浆总胆固醇和低密度脂蛋白胆固醇水平，对血浆的甘油三酯也有一定的降低作用，主要用于以胆固醇升高为主的高脂血症，即使伴有脂肪肝也是安全的。在一天总剂量相同时，分2次服药比一天1次更有效。

临床有2%~3%的患者服药后出现胃肠道反应、肌痛、皮疹、转氨酶升高，停药后常可恢复。为慎重起见，对长期服用他汀类药物的患者，都必须定期询问有无肌肉方面的症状，并检测血清肌酸肌酶，如果上升到正常上限的10倍以上，必须及时停药。另外，他汀类药物不宜与烟酸、贝特类等降脂药物合用，以免引起严重的肌肉溶解。

（5）多烯不饱和脂肪酸：包括月见草油、鱼油制剂等。鱼油中含有的二十碳五烯酸、二十碳六烯酸主要降低血甘油三酯，对总胆固醇也有一定的下调作用，且可抑制血小板聚集、延缓血栓形成。国产鱼油制剂有多烯康、脉乐康和鱼油烯康。本类药物的安全性与疗效，尚待长期应用考证。

常见不良反应为鱼腥味所致的恶心腹胀，一些患者难以坚持，长期服用有出血倾向，并有可能加剧不戒酒者的肝脏损害。因此，此类药物对改善血液脂质代谢虽然有一定的效果，但对肝内脂肪沉积，特别是对不能戒酒的酒精性脂肪肝患者未必有效。

## 脂肪肝用"他汀"安全吗？

由高脂血症诱发的动脉粥样硬化及其相关的心脑血管疾病已称为生命第一大杀手，对广大肥胖、糖尿病和脂肪肝患者构成严重威胁。降低肝脏胆固醇合成的重要药物——他汀类药物继1987年问世以来，已成为西方国家处方量最大的药物之一。目前，众多他汀类药物已成为降低血液低密度脂蛋白胆固醇的首选用药，在心脑血管的防治中起着重要作用。但是，也有一些高脂血症患者，特别是那些伴有脂肪肝的患者，由于畏惧降脂药物的肝脏损伤而拒绝使用或盲目中止他汀类药物治疗，结果影响了生命质量甚至寿命。

尽管他汀治疗过程中最常见的问题为血清转氨酶增高，后者常见于开始用药或增大剂量的3个月内，但绝大多数为孤立性的无症状性的血清谷丙转氨酶（ALT）增高，减量或停药后肝酶很快恢复正常，并且无其他不良事件发生。即使他汀剂量维持不变，70%的患者血清转氨酶也会自行下降，至今尚无持续用药导致肝功能衰竭以及因此而死亡的临床报道。

目前认为，他汀相关转氨酶增高可能为肝细胞内脂质下降的药代动力学效应，而与血脂是否下降无关，并不一定反映肝脏存在器质性损伤。事实上，所用降血脂药物，均可引起肝酶异常。其中一个重要原因可能是，高脂血症患者往往是并存肥胖、糖尿病、脂肪肝，并同时服用多种药物。这些患者不管是否应用药物，血清转氨酶都可能自发性波动。临床上，他汀治疗过程中肝酶持续异常和严重肝脏损害的原因更可能是由脂肪肝、缺血性肝炎等其他原因所致。

国外有3项临床研究显示，伴有不明原因血清转氨酶持续异常的高脂血症患者应用他汀并不比转氨酶正常者更易引起肝损伤，原有肝酶升高者即使不用他汀，随访中其肝酶仍有进一步增高趋势。对于肥胖者、糖尿病、高脂血症相关的脂肪肝和肝酶增高的患者应用他汀降脂，甚至可以减轻肝组织学损伤，减慢肝病的进展速度。此外，酒精性肝病和代偿性肝硬化患者应用他汀并不增加横纹肌溶解的发生率。因此，从肝脏的角度用他汀相当安全。广大患者无须过分关心他汀的肝毒性。从预防心血管死亡的获益来看，长期使用他汀获益多多，临床上可以充分使用他汀。

## 如何降脂不伤肝？

（1）在考虑降血脂药物治疗前，需常规检测血清转氨酶。若发现异常应进一步明确可能原因，分析是否真性转氨酶增高、是否肝源性转氨酶异常、有无肝脏损伤的其他实验室指标异常、有无肝功能不全的征象。

（2）慢性肝炎但无肝功能不全征象、非酒精性脂肪性肝病、体质性黄疸以及代偿性肝硬化患者可以安全使用他汀，通常无须减少他汀剂量和加强肝酶监测。

（3）在开始服用降血脂药物常规剂量和增加剂量后12周以及随后治疗过程中，应定期检测血清转氨酶。

（4）他汀治疗过程中一旦出现纳差、乏力、嗜睡、黄疸、肝大等征象，应及时做相关医疗检查。除了转氨酶外，胆红素和凝血酶原时间有助于判断有无显著肝损伤和肝功能不全。

（5）他汀治疗中一旦出现显著肝损伤和肝功能衰竭的客观证据，应立即停用他汀。

（6）他汀治疗中出现无症状性孤立性转氨酶轻度增高，无须中断他汀用药，酌情考虑加用保肝药物。

（7）他汀治疗中出现无症状性孤立性转氨酶明显增高（大于3倍正常值上限，或大于120U/L），半个月内复查仍明显增高者，如无其他原因可供解释，则需减量或停用他汀，并考虑中心制定降脂方案。如果考虑系脂肪肝所致则可继续使用他汀，但需加用保肝药物和加强代谢紊乱的控制。

## 哪些脂肪肝患者需要接受保肝药物治疗？

许多脂肪肝患者，甚至部分临床医生都有这样的观念，脂肪肝患者就需要"保肝治疗"，否则就等于不治疗。

其实，正如前文所述，脂肪肝的治疗是一种综合性的治疗，其中最重要的不是药物治疗而是基础治疗，包括去除病因（戒酒、减肥）、合理饮食、增加运动以及改变不良生活方式等，而且这些非药物措施是终身的。

即使谈到药物治疗，我们首先提到的也是改善肥胖、胰岛素抵抗、糖脂代谢紊乱的药物。因为肥胖、胰岛素抵抗、糖脂代谢紊乱是非酒精性脂肪肝的发病基础。减肥药物包括西布曲明和奥利司他，一般用于基础治疗6个月后体重下降每个月 <0.45kg、BMI>27并且有血脂、血糖、血压多项异常的患者；改善胰岛素抵抗的药物有二甲双胍、噻唑烷二酮，适用于伴随2型糖尿病、糖耐量损害、空腹血糖增高、内脏性肥胖的患者；调节血脂的药物有贝特类、他汀类等，用于血脂紊乱经基础治疗、减肥、胰岛素增敏剂治疗3~6个月无效，并有其他危险因素者。

至于保肝药物，虽然目前市场上种类繁多，但事实上国内外尚未发现治疗脂肪肝的特效保肝药。一般对于伴肝功能异常（如转氨酶异常）的脂肪肝患者、伴有代谢综合征组成疾病的脂肪肝患者（疾病越多越需要治疗）或者肝活检为脂肪性肝炎的患者，如基础治疗3~6个月无效，则可酌情加用保肝药物，旨在促进肝内炎症和脂肪的消退。此外，酒精性脂肪肝戒酒1个月后，仍有肝区不适和肝功能损害者，也要考虑保肝治疗。

## 保肝药物在脂肪肝的治疗中仅起辅助作用吗？

现有研究表明，多数保肝药物仅起到辅助和对症的作用，有些药物的应用是经验性的，缺乏确实的临床药理学基础。至今尚无令人信服的随机对照试验证实某一药物特别有效，可以推荐用于所有脂肪肝患者。中药防治脂肪性肝病往往发挥的是综合效果，中药富含众多活性成分，从多环节、多靶点调节机体内生理反应趋于平衡，成为其综合作用的基础。正是这种无可比拟的优越性，使中药成为治疗脂肪肝和肝纤维化的新希望。

由于脂肪肝的病因和发病机制比较复杂，许多问题尚在研究之中。目前，大多数用于治疗脂肪肝的药物，几乎都是以肝脏的生理生化过程为基础，通过动物实验的研究结果而加以选择的，目的是促进肝脏脂质代谢和加速肝内脂肪转运。保肝药物在脂肪肝的治疗中仅起辅助作用，可根据脂肪肝的病因、分型、分期及其并发症来选择药物。

例如，合并糖尿病和高脂血症的脂肪肝患者，可试用多烯磷脂酰胆碱、水飞蓟素、维生素E等；合并胆囊炎、胆石症、胆囊胆固醇结晶以及胆汁淤积的脂肪肝患者，可试用熊去氧胆酸、胆宁片等药物；不能戒酒的酒精性脂肪肝宜使用多烯磷脂酰胆碱等。

一般选用1~2种保肝药物治疗，疗程至少半年以上，或用至肝功能生化指标复常和（或）影像学检查显示脂肪肝消退为止。切勿单纯依靠药物，也不能滥用或长期应用多种药物，以免增加胃肠道负担和肝脏损害，从而造成不良后果。

## 脂肪肝常用的保肝药物有哪些？

常用的保肝药物包括解毒保肝药物和去脂保肝药物。

伴有肝细胞损害及肝功能减退的患者常需要应用解毒保肝药物，以促进肝病康复。现有的解毒保肝药物种类繁多，主要通过改善肝脏物质代谢、增强肝脏解毒功能、促进肝细胞再生等途径而起效。常用的药物主要有还原性谷胱甘肽、N-乙酰半胱氨酸、S-酰苷甲硫氨酸、水飞蓟素、水飞蓟宾、前列腺素E、促肝细胞生长因子等。可根据患者的病情及其经济承受能力，适当选用，用于各种急慢性肝病、脂肪肝、中毒性肝病、肝硬化的辅助治疗。

另外，还有一些药物可以促进肝脏脂质代谢和加速肝内脂肪转运，称之为去脂药物。临床上比较常用的有多烯磷脂酰胆碱、二氯醋酸二异丙胺、维生素E、熊去氧胆酸、氯化胆碱、肌醇、亚油酸、牛磺酸、水飞蓟素等。

（1）多烯磷脂酰胆碱：是目前治疗脂肪肝和保肝抗肝纤维化比较有效的一种药物。可用于防治各种原因所致的脂肪肝、酒精性肝病、急慢性肝病、肝硬化、胆汁淤积以及肝胆手术前后的保肝治疗，并且该药还可用于防治高脂血症和动脉粥样硬化，对控制体重也有一定帮助。因此，比较适合用于伴随肥胖、高脂血症、糖尿病的脂肪肝治疗。

（2）二氯醋酸二异丙胺：本品能为机体合成胆碱提供甲基，促进胆碱合成，而胆碱则能促进肝脏脂肪分解。目前，主要用于脂肪肝、各种急慢性肝炎、肝大、早期肝硬化以及一般肝脏功能障碍的综合防治。不良反应较少见，主要为头痛、口渴、食欲不振等，可自行消失。

（3）维生素E：维生素E参与肝脏脂肪代谢，对肝细胞有保护作用，并可通过抗氧化防治动脉粥样硬化。临床上，脂肪肝患者常伴有一定程度的肝脏内维生素E缺乏，结果导致肝脏对脂肪的代谢功能减弱。因此，额外补充大剂量的维生素E（每天100~200mg）可能有助于肝脏脂肪的消退。但应注意大剂量的维生素E长期使用有时会出现血栓性静脉炎等严重的不良反应。

（4）熊去氧胆酸：本药起初用于胆固醇结石、胆汁淤积等胆系疾病的防治。之后又用于原发性胆汁性肝硬化、原发性硬化性胆管炎等疾病的治疗。近年来，则发现其对酒精性肝病和非酒精性脂肪性肝病也有治疗效果。它可使脂肪肝患者肝功能酶学异常以及肝细胞脂肪变性程度明显减轻。

不良反应偶见腹泻、便秘、腹痛、头晕、头痛、耳鸣等。本药不宜与考来烯胺或含氢氧化铝的制酸剂同时使用，因为它们可阻碍本品的吸收；急性胆囊炎、胆管炎发作期以及胆道完全梗阻者禁用，孕妇慎用。

## 多烯磷脂酰胆碱治疗脂肪肝的效果如何？

多烯磷脂酰胆碱（易善复，原名肝得健、易善力），又称必需磷脂，是从大豆中高度浓缩提取的一种磷脂，主要活性成分为1，2-二亚酰磷脂酰胆碱，在人体内不能自身合成，是构成所有细胞膜和亚细胞膜的重要结构。它通过与人体细胞膜，尤其是肝细胞膜的结合而起到保护、修复及促使肝细胞再生的作用，从而发挥它的各项治疗效果。全球应用50多年的临床经验表明，它可用于治疗各种类型的肝病，如急慢性肝炎、肝坏死、肝硬化、肝昏迷、脂肪肝、胆汁阻塞等，具有良好的安全性，50年来在各种研究及临床应用中没有发现毒副作用。

综合国外临床试验研究表明，多烯磷脂酰胆碱可使酒精性和非酒精性脂肪性肝病、药物性肝损害等急、慢性肝病患者的主观症状、体征和各种生化指标在短时间内得到改善或恢复正常，肝细胞脂肪变、肝实质内炎症浸润以及细胞坏死和纤维化等组织学损伤也明显减轻，并且患者住院时间缩短，社会经济负担减轻。

此外，多烯磷脂酰胆碱对高脂血症、动脉粥样硬化也有良好治疗作用。临床试验表明，Essentiale可改善脂质代谢紊乱，使血清总胆固醇下降8%~30%，低密度脂蛋白胆固醇下降10%~30%，甘油三酯下降12%~58%，高密度脂蛋白胆固醇升高10%~45%；并可减少红细胞和血小板的聚集性，改善血液流变学；预防和减轻动脉粥样硬化；防治脂肪栓塞。

由于多烯磷脂酰胆碱不仅可以治疗肝病，还能防治高脂血症和动脉粥样硬化，所以该药特别适用于酒精性肝病以及肥胖、高脂血症所致非酒精性脂肪肝的治疗。推荐剂量：多烯磷脂酰胆碱（易善复）胶囊首剂每次2粒，每天3次口服；病情稳定后可减为每次1粒，每天3次口服。病情较重者，可应用易善复针剂500mg加于5%~10%的葡萄糖液静脉缓滴，每日1次共3周，其后改为口服。视病情的严重程度疗程可从8周~1年以上。因易善复所含磷脂类成分是符合生理治疗的，在过去的大量病例应用中不良反应发生率很低，主要为发热、恶心、胸闷、腹泻等，无耐药性，与其他药物合用无拮抗作用，也没有禁忌证。

## 熊去氧胆酸也可以治疗脂肪肝吗？

熊去氧胆酸（UDCA）具有促进胆汁分泌并改变人类胆酸池的组成（替换胆汁酸池中毒性疏水性胆酸）、直接细胞保护作用、稳定生物膜、抗氧化、调节免疫以及降低血液总胆固醇等广泛生物学效应。目前，UDCA已被公认为原发性胆汁性肝硬化、原发性硬化性胆管炎等各种胆汁淤积性肝病的首选用药，并被试用于脂肪性肝病等其他肝病的治疗。

国外多项临床试验显示UDCA可改善非酒精性脂肪性肝病患者的临床症状和血清生化指标，甚至可改善肝组织学损伤。

虽然非酒精性脂肪性肝病的治疗目前仍以去除病因、控制原发疾病为主，但针对肝病的药物治疗在NAFLD的防治中确可起到一定的辅助作用，合理使用保肝药物可望提高单纯性脂肪肝耐受"二次打击"的能力，防止快速减肥、降血脂治疗可能诱发的肝胆系统损伤，并促进脂肪性肝炎的康复。在基础治疗的同时加用UDCA可改善非酒精性脂肪性肝病患者的生化指标，并可能促进肝组织学炎症、坏死程度减轻，肝脂肪变性消退。UDCA尤其适用于伴有胆汁淤积、胆石症以及快速减肥的非酒精性脂肪肝患者的治疗。UDCA推荐剂量为每日每千克体重8~15mg，分3次口服，3个月为1个疗程，通常需要治疗半年以上。近年我们发现，具有消炎利胆作用的中成药胆宁片对脂肪肝也有良好的防治作用。

## 脂肪肝患者需要垂盆草、联苯双酯等药物吗？

血清转氨酶升高往往令脂肪肝患者非常担忧，也是他们前来就诊的最常见原因。大部分患者要求用药使转氨酶迅速正常，而有些临床医生也会用垂盆草、联苯双酯等药物来治疗这些患者。脂肪肝患者真的需要这些药物吗？答案是否定的，理由如下。

（1）这类药物虽然能迅速降低血清转氨酶，但其对肝脏的保护作用并不强大，更不要说去除肝脏脂肪的功效了。也就是说，它们虽能降酶，却不能治疗脂肪肝。因为引起转氨酶升高的病因没得到治疗，所以这些药物长期疗效差，一旦停药后转氨酶很容易反跳。

（2）由于这些药物能迅速降酶，很可能掩盖疾病的真相，诱导一部分患者误以为病情改善，而忽视了戒酒、饮食控制、增加运动、减肥等重要的基础治疗措施。

（3）临床上，脂肪肝患者血清转氨酶升高的特点就是"低水平、长期维持、难治"，所谓的"难治"是指部分脂肪肝患者即使用了垂盆草、联苯双酯等强力降酶药物也不为所动。

其实，要使脂肪肝的患者血清转氨酶复常，并且不反跳，最重要的就是前文所述的去除病因（戒酒、减肥等）。对大多数非酒精性脂肪肝患者来说，只要能降体重减轻10%以上，转氨酶就能恢复正常。从药物的角度来说，能改善胰岛素抵抗的二甲双胍以及能调节肝脏脂肪代谢的多烯磷脂酰胆碱、熊去氧胆酸、维生素E也能显著且较为持久地降低脂肪肝患者的血清转氨酶。

当然，如果患者对转氨酶升高心理负担过重，或转氨酶显著升高，可以考虑短期内加用垂盆草、联苯双酯等降低血清转氨酶的药物。其目的不在药物本身，而是利用患者迷信药物的心理状态，来巩固患者长期坚持综合治疗的信心和决心。

# 如何从肠道入手治疗脂肪肝？

胃肠道微生态系统是人体最大的微生态系统，含有人体最大的贮菌库和内毒素池，菌种达500余种，重量约1000g。正常人肠道菌群主要在大肠和远端回肠，而胃、十二指肠、空肠及近端回肠仅存在少量细菌，且主要为需氧的革兰阳性球菌。如果上段小肠需氧细菌数目超过$10^5$/ml，称为细菌过度繁殖。肠道内毒素含量也极高，主要由肠道革兰阴性菌产生。

肠道源性物质通过门静脉进入体内。肝脏作为门静脉的首过器官，其与肠道微生态不仅在解剖上，而且在功能上都有着密切的联系。大量研究已显示，胃肠道微生态的失衡与重症肝炎和肝硬化及其并发症的发展密切相关，改善肠道微生态是肝病治疗不可缺少的方面。近来研究则显示，肠道微生态的失衡在酒精性肝病和非酒精性脂肪性肝病的发病中也起着重要作用，净化肠道、减少肠源性内毒素吸收的抗生素、益生菌和乳果糖等药物对酒精性肝病和非酒精性脂肪性肝病也有一定的治疗作用。

无论是急性酗酒抑或慢性嗜酒者，内毒素血症的发生率均明显增高，并且随着酒精性肝病从脂肪肝向肝炎、肝硬化进展，血清内毒素浓度也逐步升高。无论是在人类或动物，口服乳酸杆菌或抗生素则可使酒精诱导的内毒素血症减轻或消失，肝病也有明显好转，表明酒精性肝病的内毒素血症来自肠道，并在酒精性肝病的发病中起重要作用。

许多特殊情况也可以引起脂肪肝，其中一部分也与肠道菌群紊乱和（或）肠源性内毒素血症有关。比如，在全胃肠外营养情况下，由于缺乏食物刺激，肠道蠕动减少，肠道黏膜萎缩，肠道免疫力下降，细菌过度生长并发生肠源性内毒素血症，因此脂肪性肝炎的发生率很高。口服抗生素净化肠道或补充谷氨酰胺营养肠黏膜细胞可以明显改善全胃肠外营养相关的肝脏病变。

20世纪60年代中后期，国外开始采用小肠旁路术治疗病态性肥胖。此类手术减肥效果明显，可使增高的体重下降60%~80%以上。但手术的死亡率高达1%以上，且并发症众多，肝脏表现与酒精性肝病相似，主要为脂肪性肝炎，有时还可进展为肝硬化，甚至导致肝功能衰竭。目前认为，手术后废用的肠襻内细菌过度生长及其继发肠源性内毒素血症是导致小肠旁路术后肝脏损害的重要原因。

相对而言，肥胖、糖尿病等相关的原发性非酒精性脂肪肝是近年来才被重视的一种肝病。目前认为，原发性非酒精性脂肪肝与糖尿病、冠心病、高血压等疾病一样也属于代谢综合征，其共同的发病机制可能是胰岛素抵抗。但是，肠道微生态改变也在原发性非酒精性脂肪肝的发病中起了作用。

2001年，澳大利亚学者研究了22例非酒精性脂肪性肝炎患者以及23例对照者。$^{14}$C-D-木糖和乳果糖呼气试验显示50%的脂肪性肝炎患者存在小肠细菌过度生长，而对照组只有22%有此现象。此后又有数项报道支持这一发现。动物实验也显示，口服益生菌或乳果糖，的确可使大鼠或小鼠的非酒精性脂肪性肝炎得到明显改善。

综合上述研究，可以看出肠道微生态无论与酒精性肝病抑或非酒精性脂肪肝都有着密切联系，所以调整肠道微生态也是脂肪肝的治疗方法之一。事实上，临床上许多脂肪肝患者都有便秘、腹胀、腹泻、肠道产气过多等表现。对于伴有便秘的脂肪肝患者，胆宁片是一个不错的选择。胆宁片不仅有保肝利胆的作用，而且其中含有的大黄还可以通便。但需要注意的是，胆宁片要从小剂量开使服用，逐渐加量，以防出现腹泻。而那些腹胀明显的脂肪肝患者，可以选择肠道动力药物，如莫沙必利等，此类药物可以促进肠道蠕动，保持肠道正常的运动功能。如果平时常有大便溏薄，每日大便数次，可能存在肠道菌群的紊乱，此时各种益生菌，如双歧杆菌、乳酸杆菌等，往往有不错的效果。当然，益生菌具有双向调节功能，不仅可以治疗腹泻，对于腹胀、肠道产气过多、便秘等肠道症状也有一定的疗效。据我们近年来对脂肪肝患者的临床观察，调整肠道微生态，不仅可以缓解患者的胃肠道症状，而且还有助于改善患者的脂肪肝。所以，治疗脂肪肝，可以从肠道入手。

## 中医如何看待脂肪肝？

中医虽无脂肪肝的病名，但对其病因病机、症状表现很早就有论述。中医理论认为本病肝脏以痰湿内停、瘀阻气滞为主要病机。多因饮食失调、肝气郁结、湿热蕴结、中毒所伤等致病。病位主要在肝脏，涉及脾、胃、胆。主要病理产物为痰饮、瘀血、气滞，且多兼夹出现。临证治疗宜标本兼治，以确定祛邪扶正以孰为主。

中医药学是我们祖国伟大的医学宝库。中医药治疗脂肪性肝病最大的优点是多靶点、全方位作用且不良反应小，因而具有广泛的应用和开发前景。但迄今为止，国内外还没有一种疗效确切，可适用于各种脂肪肝的中药方剂。一些在广告上介绍的所谓治疗脂肪肝的特效中成药的效果并不可靠，这些药方均未经过严格的临床试验验证。此外，长期大剂量服用中药，特别是中药复方，也会导致肝肾功能损害等药源性疾病，因此，切忌对患者进行"中药无毒"的误导。

严格地说，任何类型任何阶段的脂肪肝都应治疗，但因中药煎服不便（目前尚无明确有效的中成药），无症状的单纯性脂肪肝患者难以坚持服药，故中医药治疗适应证是伴有症状的单纯性脂肪肝以及脂肪性肝炎，脂肪性肝硬化则需抗肝纤维化治疗和按"积聚"或"鼓胀"辨证施治。一般而言，多数患者服中药1~2周后右肋疼痛等症状可以得到缓解，而要达到临床治愈，单纯性脂肪肝者需要3~6个月，脂肪性肝炎则需要治疗半年到一年。

## 脂肪肝如何辨证施治？

脂肪肝以肝脏肿大、肝区隐痛不适、体型肥胖、舌质淡红、舌苔白腻等症为主。临症之时首先辨别虚实主次。若见体型肥胖、倦怠乏力、纳差腹胀等为虚证；若见肝区疼痛、胀满不适、舌质紫暗、苔白腻则为实证。治疗以标本兼顾，辨清虚实主次为要，同时注意利湿化痰、活血化瘀。

临床上，中医对脂肪肝的治疗主要有5种辨证与分型方法。

（1）脾虚痰湿型：主症为神疲乏力，面色萎黄或虚浮，纳呆恶心，腹胀便溏，舌淡胖或有齿痕，苔白腻，脉细。治则健脾化湿，可用参苓白术散加减。

（2）肝郁气滞型：主症为右胁胀满或胀痛、嗳气，情志不畅时症状加重，舌淡红，苔薄白，脉弦。治则疏肝理气，可用柴胡疏肝散加减。

（3）湿热蕴结型：主症为右胁不适或胀痛，口干苦，甚者面红目赤，舌红，苔黄腻，脉数。治则清热化湿，代表方为龙胆泻肝汤加减。

（4）瘀血阻络型：主症为右胁刺痛，舌暗或紫暗或有瘀斑，脉细弦。治则活血化瘀通络，代表方为复元活血汤加减。

（5）肝肾亏虚型：主症为右胁隐痛，面部或眼眶晦暗，腰膝酸软，头昏眼花，舌苔薄或少苔，脉细弱。治则补益肝肾。代表方为六味地黄丸加减。

以上5个基本分型，只是为了阐述方便而设。临床上所见是变化万端，见到最多的是脾虚痰湿型，且常与其他4型相杂兼存。但是无论证型相杂有多复杂，总有主次之分。故临床遣方，应以为主证型的治法为主，兼顾其他。

得益于影像学技术的进步，相当数量的患者群诊断脂肪肝时，尚处于亚健康状态，常无证可辨。施治时可主要参考舌诊以确定病机选用基本方，加用下列有保肝降脂抗氧化作用的中药如郁金、泽泻、虎杖、姜黄、决明子、生山楂、丹参、桃仁等。

## 哪些中药可以减肥降脂？

动物实验及临床研究发现，许多单味中药制剂及其复方有不同程度的减肥降脂和防治脂肪肝的作用。常用的有如下几种。

（1）决明子：功能为清热明目、润肠通便。药理试验表明有降压、降血脂、减肥、抑菌等作用。决明子为药食两用之品，民间炒后泡茶饮，有轻泻作用，可干扰脂肪与糖类的吸收，为减肥最常用药物之一。

（2）荷叶：功能为清热利湿。不良反应小，尤宜暑天减肥，可入汤剂或丸散或荷叶粥，适用于肥胖脾虚湿阻或胃热湿阻型患者。

（3）泽泻：功能为利尿、清湿热，可减肥、降血脂、抗动脉粥样硬化和防治脂肪肝。适用于减肥而有胃热湿阻者，对体虚或热象不明患者需与其他中药配伍，以拮抗其寒性。

（4）茯苓：功能为利水消湿、健脾宁心。有利尿、防止肝细胞损伤、镇静和抗肿瘤等作用。肥胖而有浮肿、尿少、脾虚及水湿停留和痰湿者均可用治。

（5）汉防己：功能为利水消肿、祛风止痛。适用于水湿浮肿之肥胖患者，尤其是老年肥胖或围绝经期肥胖妇女伴高血压、脂肪肝、关节疼痛者。

（6）黄芪：减肥方中常用黄芪，以作补气健脾利湿之用，尤其适合中老年肥胖患者或合并冠心病、糖尿病、肾脏病之肥胖患者使用。

（7）何首乌：功能为润肠通便、解毒消肿。因含蒽醌类物质，故具轻泻作用，能抑制糖类与脂肪在肠道的吸收，并促进其排泄，而起降脂减肥作用，适用于单纯性肥胖伴便秘及身体较壮实者。

（8）绞股蓝：含多种对人体有益的皂苷、维生素和氨基酸。研究表明，绞股蓝活性成分具有降血脂、降血糖、抗肿瘤、抗衰老、保护肝脏及增强机体免疫功能等作用，对高脂血症、高血压、冠心病等心血管系统疾病、糖尿病、肿瘤等病症具有良好的防治效果。本品长期服用无毒副作用。

（9）大黄：大黄含有两种功效相反的成分——蒽醌衍生物的苷类和鞣酸及其相关物质。前者能刺激肠蠕动而导致泻下，后者有收敛作用而能止泻。它在生用、大量、短煎的情况下有泻下性能，但在制用、小量、久煎的情况下，泻下性能减弱，同时出现止泻性能。大黄有清热解毒、抗菌消炎、泻火凉血、利胆退黄、行瘀破积、降压止血之功效。大黄醇提取物有明显降低大鼠血清胆固醇的作用，而大黄多糖可使高脂饮食诱导的高脂血症小鼠血清和肝脏中总胆固醇和甘油三酯的含量明显降低。

（10）山楂：含多种维生素、酒石酸、柠檬酸、山楂酸、苹果酸等，还含有黄酮类、内酯、糖类、蛋白质、脂肪和钙、磷、铁等矿物质，所含的解脂酶能促进脂肪类食物的消化，促进胃液分泌和增加胃内酶素等功能。山楂具有消积化滞、收敛止痢、活血化瘀等功效。主治饮食积滞、胸膈痞满、疝气血瘀、闭经等症。山楂中含有三萜类及黄酮类等药物成分，具有显著的扩张血管及降压作用，有增强心肌、抗心律不齐、调节血脂及胆固醇含量的功能。

## 哪些中药有兼顾降血脂和促进肝内脂肪消退的作用？

通过体外动物实验的现代药理研究证实，许多单味中药具有良好的抗脂肪肝之功效。人参、姜黄、薤白、枸杞子、柴胡、生山楂、泽泻、赤芍、草决明、丹参、何首乌、黄精、黄芩和大黄等活血类药物均有降血脂、调整肝脏脂肪代谢的作用。穿山甲、牡蛎、炙鳖甲等软坚散结的中药则具抗肝纤维化、回缩肝脾的功效。

青黛、菊花、草决明、黄芩、大青叶、板蓝根、虎杖、白花蛇舌草等清热解毒的中药可消炎保肝，降低血清转氨酶。牡蛎及其提取物——牛磺酸具有降血脂、保护肝细胞、促进肝内脂肪消退的功效。因此，在中医辨证论治的基础上，根据患者辅助检查结果，适当加用这些药物，可能有助于降血脂和促进肝内脂肪沉积消退。

## 各种临床验方治疗脂肪肝的效果如何？

临床上，酒精性肝炎、非酒精性脂肪性肝炎、肝炎后脂肪肝可用小柴胡汤为主的柴胡制剂加桂枝茯苓丸等活血祛湿剂治疗，具体可根据虚实辨证论治。

实证以大柴胡汤为主方，可并用桃核承气汤活血祛瘀，茵陈蒿汤、三黄泻心汤清热利湿解毒。

虚实夹杂证以小柴胡汤或柴胡桂枝汤为主方，活血祛瘀并用桂枝茯苓丸，清热利湿并用茵陈蒿汤、茵陈五苓汤或黄连解毒汤。

虚证则以加味逍遥散、柴胡桂枝干姜汤为主方，活血祛瘀并用当归芍药散或四物汤、人参汤、补中益气汤或十全大补汤，补肾则并用六味丸或六味地黄丸。

患者如合并腹水或下肢浮肿可加用柴苓汤（及小柴胡汤和五苓散，适用于半表半里证）、五苓散或茵陈五苓散。

理论上，中医中药防治脂肪肝，必须根据不同的病因、病理阶段和不同的作用环节以及患者具体征象而辨证论治，且有必要建立有关脂肪肝的中西医诊断及疗效判断的统一标准，并合理设计对照组和样本量及疗程，从而能客观评判中药治疗脂肪肝的疗效及安全性。遗憾的是，尽管中医药以及中西医结合治疗脂肪肝的临床报道很多，但所有的研究均非严格的临床试验，因此研究结果的可靠性及重复性差。

## 哪些中成药可以辅助治疗脂肪肝？

国内用于治疗脂肪肝的中成药很多，其中不乏疗效显著者，但大多数多为各地院内制剂，具体效果及安全性有待临床验证。以下是两个比较成熟的药物。

（1）胆宁片：主要由大黄、虎杖、青皮、陈皮等组成，动物实验研究发现该药具有消炎、利胆、防石、溶石、降低胆固醇和抗肝脂肪变性以及清除自由基的功能。临床上，该药可疏肝利胆、清热通下，除用于肝郁气滞型的慢性胆囊炎、胆石症患者外，对肥胖、高脂血症性脂肪肝患者也有良好效果。具体证见：右中上腹隐隐作痛、食入作胀，胃纳不香、嗳气、便秘、舌苔薄腻、脉平或弦。餐后口服，每次5片，每日3次。疗程一般在3~6个月以上，最好连续服用1~2年，这样可能取得理想的防治脂肪肝和胆结石的功能。最常见的不良反应为腹泻，建议开始服用时每次3片，这样对大便的影响较小，1~2周后，当机体适应了本药，可逐渐加量至每次5片。小部分患者对大黄敏感性过高，每日排便次数过多，影响了生活质量，需要停药。

（2）血脂康：中药红曲制剂血脂康，除含有洛伐他汀外，还含有不饱和脂肪酸等物质，在降低血清总胆固醇的同时，还能降低甘油三酯和升高高密度脂蛋白胆固醇，体现了中药综合治疗，多靶点作用的优势。作为天然药物，血脂康的临床应用表明不良反应极小。国内的临床研究发现，该药具有良好的降血脂和改善肝内脂肪沉积之功效。用法：每次2粒或0.6g，每日2次。

## 中药治疗脂肪肝是不是绝对安全？

我们常常听到有人说"西药有不良反应，中药安全无害"，其实不然。尽管中草药与化学药品相比较，具有药性平和、不良反应小的优点，但是中草药的使用也并非绝对安全。俗话说，是药三分毒，此话虽有些过分，但是中草药中确实也含有一些毒性极强的药物。大凡有毒副作用的中药，大多作用强烈，用之不当极易导致中毒，严重者危及生命。事实上，美国、中国香港地区等已将有毒副作用的中药，如朱砂等列入禁药范畴。

近年来，随着中草药剂型改革和有效成分的提取，扩大了给药途径和使用范围，故由中草药制剂引起的不良反应的临床报道屡见不鲜。例如，附子引起发热、麻木、发汗，大黄易引起胃肠功能障碍等。小柴胡汤除引起间质性肺炎外，也可导致肝功能恶化。中药引起肝肾功能衰竭的报道也常见诸文献。想必读者朋友们不会忘记数年前震惊全国的中药"龙胆泻肝丸"导致许多患者慢性肾功能衰竭的事件吧。龙胆泻肝丸本是一味传统的清热去火的中成药，但西医学研究表明，其主要成分之一关木通含有马兜铃酸，而长期小剂量服用含马兜铃酸药物，可以导致间质性肾病、慢性肾衰竭，虽然起病隐匿，病程进展缓慢，但临床后果十分严重并且不可逆转。除了关木通外，广防己、青木香、马兜铃、天仙藤、寻骨风、朱砂莲等中药也含有马兜铃酸。国外还将马兜铃酸引起的肾病称之为"中草药肾病"。

因此，今后无论是动物实验还是临床治疗试验，均应加强中药，特别是中药复方的不良反应的观察，必须高度重视中药对机体可能的毒副作用，以减少药源性疾病的发生。脂肪肝患者对于中草药的使用同样要严格掌握适应证，避免滥用，偏方、验方也应在医生指导下正确使用，彻底纠正"中草药药性平和，无不良反应，不会中毒"的错误看法。

## 可用于治疗脂肪肝的中药单方和验方有哪些？

中医药学是伟大的医学宝库。在继承的基础上已经发掘出许多治疗肥胖症、糖尿病、高脂血症、脂肪肝的药物和方剂。下面介绍部分方药，仅供参考。患者一定要在医生的指导下谨慎使用，并密切监测不良反应。

（1）泽泻15g，淡海藻20g，生山楂20g，大荷叶15g，法半夏10g，陈皮6g，草决明15g，紫丹参15g，广郁金12g，生牡蛎30g，莪术10g。肝阴不足加炙鳖甲10g，龟板10g。肝区隐痛加醋柴胡10g，木通12g，生三七粉2g。气虚痰浊者加生黄芪12g，苍术12g。水煎，每日1剂，分2次口服，45天为1个疗程。该方祛痰化浊，活血通络。主治脂肪肝。

（2）茯苓30g，泽泻20g，法半夏12g，白术10g，莱菔子10g，橘红6g，天麻6g，绿荷6g，制南星6g，生甘草6g。气虚加黄芪30g，太子参15g。便溏加薏苡仁30g，石菖蒲10g。痰郁化火者加黄芩10g，山栀子10g，浙贝母10g。腹胀加佛手10g，枳壳10g，砂仁6g。痰瘀互错者加丹参15g，田七末3g。脾阳虚者加附子6g，干姜6g。每日1剂，水煎，分2次服。1个月为1个疗程。该方理脾化痰。主治脂肪肝。

（3）陈皮12g，枳壳15g，泽泻15g，泽兰15g，生山楂30g，鸡内金15g，丹参20g，穿山甲15g。每日1剂，水煎，分2次温服。该方理气化痰。适用于气滞痰阻型脂肪肝，症见脘胀满，便秘纳差，甚至恶心呕吐，形体肥胖，舌质淡，苔白腻，脉弦滑。

（4）郁金15g，象贝母15g，丹参15g，柴胡10g，鳖甲10g，穿山甲10g，泽泻30g，猫人参30g。并配合"降脂饮"（生首乌、决明子、生山楂各30g），开水冲泡，代茶饮。该方行气活血，软坚散结。适用于气血瘀阻型脂肪肝，症见脘腹胀满，时或痛，面色暗红稍滞，舌质淡紫或青紫，脉弦或涩。

（5）生首乌20g，黄精20g，泽泻20g，草决明15g，丹参15g，生山楂30g，虎杖12g，大荷叶15g。每日1剂，水煎，分2次服。该方益肾养肝。适用于肝肾阴虚型脂肪肝，症见脘腹胀满，腰膝酸软，头晕目眩。头发枯黄，舌红少苔，脉细弦。

（6）苍术15g，白术15g，厚朴10g，半夏10g，丹参15g，泽泻30g，炒枳壳10g，生黄芪15g，夏枯草15g，生蒲15g，山楂20g，制首乌15g。肝区痛加郁金10g，柴胡10g。恶心加竹茹10g。肝阴虚加女贞子、山萸肉各9g。肝阳上亢加白蒺藜12g。该方主治脂肪肝，可健脾燥湿化痰、活血化瘀、补肾利湿。

（7）淡海藻30g，淡昆布30g，白花蛇舌草30g，广郁金15g，象贝母15g，柴胡10g，炙鳖甲10g，穿山甲10g，泽泻30~60g，猫人参30~60g。每日1剂，1~2个月为1个疗程。主治脂肪肝。

（8）柴胡15g，白芍15g，当归15g，白术18g，茯苓18g，隔山消18g，香附12g，郁金12g，佛手12g，泽泻30g，山楂60g，甘草3g。每日1剂，少食糖和脂肪。主治脂肪肝。

（9）海藻20g，生山楂20g，泽泻15g，丹参15g，大荷叶15g，草决明15g，郁金12g，法半夏10g，陈皮6g。随症加减，肝功能异常加白花蛇舌草、龙胆草；肝阴不足加炙鳖甲、龟板；肝区隐痛加醋柴胡、木通、三七粉；气虚痰浊重加黄芪、苍术；肝大加生牡蛎、莪术。每日1剂。水煎2次，取液混合，分3次服用。主治脂肪肝。

（10）木香10g，砂仁6g，党参15g，焦白术12g，白茯苓10g，川朴10g，苍术12g，陈皮10g，泽泻10g，黄芪15g，薏苡仁15g，竹茹10g，冬瓜皮10g。每日1剂，水煎，分2次服。该方健脾益气，化痰除湿。适用于脾虚湿阻型肥胖性脂肪肝。

## 中医按摩对脂肪肝患者有用吗？

中医按摩的历史悠久，在远古时期，中国就有推拿医疗的活动。按摩师通过"手法"所产生的外力，在患者身体特定的部位或穴位上做功，这种功可以转换成各种能量，并渗透到人体，改变系统机能，达到治疗效果。中医强调整体观念、辨证求因、综合施治，能起到较好疗效。实践证明，中医按摩，能够有效治疗脂肪肝。

很多人以为按摩只能治疗颈肩腰腿痛等伤科病，治不了内科病。其实，按摩作为中医外治法的重要一种方法，自古以来，一直都是以治疗内外妇儿诸证为主的。对于脂肪肝，按摩同样有其独特的效果。

中医认为，脂肪肝是肝脾不和、痰浊内阻的一类本虚标实证。因此，对于该病的按摩治疗不离肝脾二经。手法上选用按摩八法中的"和"法，以柔肝、养血、解郁行气的腹部手法为主，平补平泻，推摩点颤诸法并用。

考虑到足少阳胆经独具和解之功，调枢中焦，故又将胆经作为治疗中的重点，选取相应的穴位和循行脉位，从而达到运化疏泄相应、气血刚柔相济的效果。同时，遵循整体观念和辨证论治思想，在上述基础手法上，根据病人体质、舌、脉等情况，辨证加减相关治疗穴位和部位。

应该注意的是，脂肪肝的治疗贵在坚持，中医按摩疗法也是一样，要想治好脂肪肝并不是一朝一夕就可实现的，要长期科学地护理，切不可急功近利。

## 按摩如何治疗脂肪肝？

按摩治疗脂肪肝，主要采用腹部按摩和循经取穴法，并根据病患情况加减手法与穴位。每次治疗20分钟左右，十次为一个疗程，隔日一次。一般治疗一至三个疗程即可，绝大多数病人经过按摩治疗消化功能都能提高，相关的不适症状减轻或消失，B超显示脂肪肝减轻或消失，甘油三酯、胆固醇、转氨酶等生化指标恢复正常或降低等效果。同时，对便秘、失眠、糖尿病、肥胖也有良好的辅助治疗作用。

## 按摩治疗脂肪肝的特点是什么？

腹部治疗为主的脏腑按摩体现了中医学在多因素、慢性疾病上的优势。按摩疗法通过对肝胃等消化系统脏器的直接和间接刺激，能够达到促进内脏血液循环，活化细胞功能，降低腹内压的诸多作用，从而改善脂质代谢，增强消化功能，最终达到整体性的治疗效果。

## 按摩哪些穴位有治疗脂肪肝的作用？

以下几种中医按摩穴位，能够有效治疗脂肪肝。

1. 阳陵泉

现在的中医学家之所以将阳陵泉列为脂肪肝治疗的要穴，与其主治有关。如《灵枢·邪气藏府病形篇》："胆病者，在足少阳之本末，亦视其脉三陷下者灸之，其寒热者，取阳陵泉。"此是治疗胆腑病症，而这些症状与现在的脂肪肝临床症状多有相同。另外由于中医理论有肝胆相表里的说法。所以，阳陵泉在临床上就被用来作为脂肪肝治疗的要穴，效果明显。

2. 内、外关穴

能通经脉，调气血。方法：以一手拇、食指相对分别按压内关、外关穴位，用力均匀，持续5分钟，使局部有酸重感，有时可向指端放射。

3. 足三里穴

疏肝理气，通经止痛，强身定神。方法：以拇指或食指端部按压双侧足三里穴。指端附着皮肤不动，由轻渐重，连续均匀地用力按压。

4. 大椎穴

疏通经络、祛风散寒，扶正祛邪。方法：坐位，头略前倾，拇指和食指相对用力，捏起大椎穴处皮肤，做间断捏揉动作。

5. 肝炎穴

疏通经络，补虚泻实，行气止痛。方法：下肢膝关节屈曲外展，拇指伸直，其余四指紧握踝部助力，拇指指腹于内踝上2寸之"肝炎穴"处进行圆形揉动。

经常按摩这些穴位能够有效防治脂肪肝，同时配合运动和饮食调理，效果更好。

## 针刺疗法在脂肪肝治疗中的作用是什么？

针刺疗法作为一种非药物疗法，对脂肪肝患者及肥胖患者的治疗有非常好的临床疗效。针刺疗法通过调节神经系统，可以使胃的活动水平降低及餐后胃排空延迟；并可以抑制胃酸过度分泌，纠正异常的食欲。此外，针刺疗法所引起的神经递质释放发生的变化，也可以影响食欲。在内分泌系统方面，针刺疗法亦能起到调节内分泌紊乱的作用。肥胖症及脂肪肝患者体内过氧化脂质高于正常值，通过针刺疗法调节脂质代谢过程，可以使过氧化脂质含量下降，加速脂肪分解。但要注意的是，过度饥饿、疲劳和精神高度紧张者，大汗后体质虚弱者，皮肤有感染、溃疡、疤痕的部位，不宜针刺疗法治疗。针刺疗法治疗必须在严格消毒下进行，针刺角度、方向和深度均要有严格的规范。所以最好是由专业针灸治疗师完成。

## 灸法在脂肪肝治疗中的作用是什么？

灸法有通经扶阳、益气行气、散结活血、调节阴阳等作用，而且具有疗效好、针对性强、安全易行等特点。灸法治疗脂肪肝主要是通过调整患者的自身免疫力而起治疗作用。灸法治疗时注意颜面部、关节部、大血管表面不可施以瘢痕灸，孕妇的腹部及腰骶部慎灸。取穴要准确，体位要舒适，要掌握好施灸量，避免发生灸疮。为了预防灸疮，在艾灸时先用蒜片擦穴，采用隔物灸（蒜片、姜片等）也是预防灸疮的好办法。

## 热敷在脂肪肝治疗中的作用是什么？

热敷法是将发热的物体敷于机体某一部位，通过皮肤作用于机体而进行治疗的方法。热敷能调和经脉，流畅气血，具有消肿、驱散湿邪、减轻疼痛、消除疲劳等作用。有皮肤破损、湿疹等疾病，忌用热敷疗法。热敷的材料可以用颗粒大小均匀的盐或沙粒，在铁锅中炒热后（温度大概60~70℃，以患者感到舒适、不烫伤为宜），敷于腹部或肝区，每次20~30分钟，每日2次，亦可以直接用热水袋热敷。主要是治疗脂肪肝腹胀或肝区疼痛以及大便不畅的患者。

## 泥敷在脂肪肝治疗中的作用是什么？

所谓泥敷是以各种治疗泥加热后敷在腹部或肝区，将热传到机体，达到治疗目的的方法。

泥敷主要是通过温热作用、机械作用、化学作用及放射性辐射与电离作用，而起治疗作用的。治疗泥的热容量小，有一定的可塑性与黏滞性，导热性低，散热过程慢，保温性能好，能长时间保持恒定的温度，具有非常好的温热作用。治疗泥中的各种微小沙土颗粒及大量的胶体物质，与皮肤密切接触时，对机体有一定的压力和摩擦刺激，产生综合性的机械作用，具有类似按摩的功效。能减轻腹部及肝区疼痛不适等症状，另外，治疗泥还有一些化学作用和弱放射作用，通过神经反射、体液传导和直接作用，产生综合疗效。

泥疗时要有人护理，防止中暑和受凉。如果脂肪肝伴有结核病、心功能不全、恶性肿瘤、重度脑动脉硬化、肾性高血压、哮喘、出血倾向、恶性贫血以及皮肤有破损或炎症时，都禁用泥敷。

## 药物敷贴在脂肪肝治疗中的作用是什么？

药物敷贴在祖国医学中有悠久历史。其是将天然中草药经加工后敷于患处或穴位上，通过局部皮肤吸收而起到治疗作用。药物敷贴具有疗效显著、简便易行、不良反应少的优点。它能舒筋通络、祛风去湿、温经散寒、消炎止痛，并可调理气血，调整脏腑功能，改善和缓解脂肪肝症状，有利于机体的康复。

药物敷贴时要注意调节药物干湿度，同时应具有一定的温度，有利于黏附于皮肤表面且促进皮肤吸收。药物的选用应根据病情，在医生的指导下辨证选用。有皮肤破损或炎症反应时不宜用药物敷贴。

## 药浴在脂肪肝治疗中的作用是什么？

药浴可以减轻疲劳，改善血液循环，促进新陈代谢，祛除污垢，使身心舒畅、精神爽快。用活血化瘀、温经散寒的天然药物来进行洗浴，有一定的减肥降脂效果。药物浸浴的同时配合进行局部或穴位按摩，效果可能更显著。常用药物有麻黄、车前草、荆芥、薄荷、藿香等。

## 减肥药"来利"能用于脂肪肝的治疗吗？

最近有一款减肥药广告铺天盖地，那就是"来利"。其学名是奥利司他片，是特异性的脂肪酶抑制剂，能使食物中的油脂不能在消化道吸收，从肛门直接排出体外。该药不进入血液循环，不作用于中枢神经，副作用较少，所以受到不少人追捧。脂肪肝与肥胖关系密切，那奥利司他片是否可以用来治疗脂肪肝呢？

首先，奥利司他片用于减肥治疗有严格指征，不是想吃就能吃的。只有体重指数BMI（体重/身高的平方）大于或等于$24kg/m^2$才考虑用药，且下列患者禁忌用药：慢性吸收综合征、胆汁淤积症、器质性肥胖患者（如甲减）、妊娠期妇女等。服药的同时，还应该积极进行生活方式干预。

再者，虽然奥利司他副作用不大，但不是说没有副作用。其中有一项就是肝损害可能。某些患者可能出现肝功能障碍的症状和体征如黄疸、肝区痛等，应定期检测肝功能。脂肪肝患者本身就有肝功能损害的风险，如口服奥利司他，加重肝脏负担，那就得不偿失了。

## 病毒性肝炎合并非酒精性脂肪肝怎么办?

非酒精性脂肪肝与病毒性肝炎是当今中国社会最常见的两种肝病。根据笔者的临床经验,两者合并存在时可分为下面3种情况。

(1)病毒性肝炎导致脂肪肝:临床上,病毒性肝炎导致脂肪肝主要见于不伴有代谢综合征的慢性丙型肝炎患者(HCV)。脂肪肝的形成主要与HCV感染及其所致的脂质代谢紊乱有关。临床表现类似于普通的慢性病毒性肝炎,患者常无肥胖、糖尿病、高血压等代谢综合征的表现。节制饮食和过量运动常使临床症状和肝功能损害加剧。有效的抗病毒治疗后肝内脂肪变性可明显消退。

(2)病毒性肝炎合并脂肪肝:尽管肝炎病毒可导致脂肪肝,但伴随的肥胖及糖尿病与其脂肪肝的关系常比病毒本身更为重要。病毒性肝炎合并脂肪肝患者其肥胖和脂肪肝可能在肝炎病毒感染前就存在,也可能与病毒性肝炎病程中新发的体重超重和肥胖有关(即"肝炎后脂肪肝")。

临床上多见于慢性乙肝患者,部分患者除体重和腰围增加外无明显症状,部分表现为原有肝炎症状加重。有的患者因脂肪肝肝脏体积增大,肝包膜伸张而肝区疼痛加重,往往误认为肝炎本身恶化,因而更加限制活动、增加营养,结果形成恶性循环。实验室检查,可见轻至中度血清转氨酶升高,伴血脂和尿酸升高及糖耐量异常等。

(3)亚临床肝炎病毒感染合并脂肪肝:主要为无症状性HBV携带者合并脂肪肝,或急性病毒性肝炎恢复期并发脂肪肝("肝炎后脂肪肝")。临床症状、肝功能异常和肝组织学改变主要由脂肪肝所致,而与病毒感染无关。患者往往体重超重,或近期内体重明显增加,伴血脂、血糖、尿酸增高,而肝炎病毒现症感染指标可为阴性(HBV-DNA/HCV-RNA)。控制体重可使肝脂肪沉积减轻、血清转氨酶改善。一般每降低1%体重可使血清ALT下降8.3%,减重10%可使ALT复常。同时加用多烯磷脂酰胆碱、维生素E和熊去氧胆酸有助于肝病康复。

根据以上不同的临床类型,病毒性肝炎合并非酒精性脂肪肝的治疗也有所不同。对于病毒性肝炎导致脂肪肝的，需按病毒性肝炎常规处理；对于病毒性肝炎合并脂肪肝的，应兼顾防治病毒性肝炎和脂肪肝，建议先通过控制体重、改善胰岛素抵抗和降低血糖等措施治疗脂肪肝，其后再考虑是否需要进行正规抗病毒治疗，因为肥胖和肝细胞脂肪变性可能会影响抗病毒治疗的效果；对于亚临床型肝炎病毒感染合并脂肪肝，治疗重点为脂肪肝及其伴随的代谢综合征，多数患者无须抗病毒治疗。

## 病毒性肝炎合并酒精性肝病怎么办？

临床上，酒精性肝病常与乙型或丙型肝炎合并存在，起到叠加致病的作用。在病毒性肝炎的基础上饮酒，或酒精性肝病患者并发肝炎病毒感染，都可加速肝病的进展，患者更易发展为失代偿期肝硬化和肝癌。这种饮酒与肝炎的相关性在HCV感染中尤为显著。笔者认为，HBV/HCV血清学标记物阳性的嗜酒者的慢性肝损伤也可分为3种情况。

（1）酒精性肝病合并亚临床肝炎病毒感染：这种情况实质上就是单纯性酒精性肝病。患者符合酒精性肝病的诊断标准，其肝炎病毒现症感染或病毒活跃复制的指标，如HBeAg、HBV-DNA、HCV-RNA等为阴性。肝功能改变以GGT升高为主，AST和ALT轻至中度增高，AST/ALT>2。戒酒4周后临床和血清酶学指标明显改善。当然，重型酒精性肝炎、肝硬化和合并肝细胞癌者例外。

（2）非过量饮酒者发生慢性病毒性肝炎：即饮酒者发生慢性病毒性肝炎，血清肝炎病毒现症感染指标阳性且病毒复制活跃，肝功能损害中ALT升高常较AST明显，AST/ALT<1，GGT改变不明显。在饮酒史方面，患者可能既往饮酒，但现在已戒酒半年以上，或每周饮酒量<210g，饮酒史<5年。戒酒对病情和肝功能改变并无明显影响。

（3）酒精性肝病合并慢性病毒性肝炎：此即真正意义上的"酒精＋病毒性"肝病。患者有长期大量饮酒史，同时肝炎病毒现症感染指标阳性，肝功能改变表现为ALT、AST和GGT升高，AST/ALT在1左右，戒酒4周后

ALT、AST<120U/L，或降至原先的70%，但不能恢复到正常水平，GGT明显下降，但也较难恢复正常。当"嗜酒和病毒感染"因素合并存在，共同导致肝损伤时，去除任何一个因素都不足以阻止肝病的进展。

鉴于肝炎病毒感染和酒精中毒为肝细胞损伤的两大主要病因，因此对于慢性肝炎患者应进行酒精性肝病和HBV、HCV感染指标的筛查，并需获得详细的饮酒资料。任何饮酒量超过每日80g的患者对其肝病病因均应高度怀疑酒精中毒的可能。尽管饮酒量低于每日40g的人发生酒精性肝病的危险性相对较小，但对于每日饮酒20~40g的患者如并存其他危险因素（女性、HCV感染等），也应谨慎考虑酒精源性的肝损害可能。

慢性病毒性肝炎合并酒精性肝病的治疗方法与单纯性酒精性肝病基本相似，但原则上不能用糖皮质激素（常被用来治疗酒精性肝炎），因其可能诱导病毒复制导致肝炎活动加剧，并强调在彻底戒酒一段时间后方可考虑进行抗病毒治疗。

对于酒精性肝病合并慢性HBV或HCV感染者，一般只需进行戒酒和营养支持等治疗，多数患者肝功能损害可逆转，甚至血清HCV复制也会减轻或消失，从而不需要抗病毒治疗。只有在患者彻底戒酒后仍有肝功能异常和病毒活跃复制征象时，才考虑干扰素、核苷类似物等抗病毒治疗。

# 预防保健篇

◆ 怎样预防脂肪肝?

◆ 脂肪肝如何进行生活调养?

◆ 脂肪肝如何进行精神调养?

◆ 为什么要培养健康的生活方式?

◆ 脂肪肝患者需要关注血糖变化吗?

◆ ……

# 怎样预防脂肪肝？

脂肪肝的发生主要与肥胖、糖尿病、嗜酒等多种因素有关，故必须采取综合的社会性预防措施才能收到较好的效果。根据脂肪肝的流行因素，可以采取以下相应的防治措施。

（1）科学合理的饮食制度：调整膳食结构，坚持以植物性食物为主，动物性食物为辅，能量来源以粮食为主的传统方案，以防止西方社会"高能量、高脂肪、高蛋白质、低纤维素"膳食结构的缺陷，从而防止热量过剩，预防肥胖病、糖尿病、高脂血症和脂肪肝的发生。

（2）纠正不良饮食习惯及戒酒：一日三餐定时定量，早餐要吃饱、中餐要吃好、晚餐大半饱，避免过量摄食、进零食（特别是甜性零食）、吃夜宵等不良习惯，以免扰乱代谢功能，诱发肥胖、糖尿病和脂肪肝的发生。对常年嗜酒者来说，彻底戒酒是预防酒精性肝病的唯一有效方法，而一切其他所谓的措施均系缘木求鱼。

（3）中等运动量的体育锻炼：人体对于多余热量的利用，除了转化为脂肪储存外，主要通过体力活动消耗掉。在肥胖病的形成原因中，活动过少比摄食过多更为重要。因此，为了健康的需要，应根据自身情况，坚持参加中等运动量的锻炼，并持之以恒。避免养成久坐少动的习惯。

（4）慎重选择用药，防止药物性肝病：药物均具有两重性，有治疗疾病的一面，也有产生不良反应的有害一面。肝脏是药物代谢的主要场所，用药不当极易产生药物性肝病。故严格掌握用药指征，合理调整药物剂量和疗程，避免长期应用四环素、糖皮质激素、合成雌激素及某些降血脂药物，以防药物性脂肪肝。

（5）定期查体，有效地控制病情：对于有肥胖症、糖尿病、高脂血症和脂肪肝家族史的个体，应有自我保健意识，定期查体，以早期发现肥胖症、糖尿病等疾病，阻止病情发展。

总之，当前应开展预防为主的人群防治工作，增强群众自我保健意识，做到全民预防，未病先防，已病早治，以有效控制肥胖病、糖尿病等疾病及其并发症脂肪肝的流行。

## 脂肪肝如何进行生活调养？

要有一个健康的身体，有一个养病的环境，生活上调养是不可缺少的。

肝病患者要注意休息是必要的，但并不意味着整日卧床休息。起居有时，避寒暑，劳逸结合。急性期宜卧床休息，恢复期要注意适当活动。更重要的是注意避免过度劳累，因为劳则耗伤气血，会使肝脏生理功能负担过重，以致脏腑得不到充分的营养，使正气虚弱，病程延长。同时还要注意节欲保精，在重症肝炎、慢性活动性肝炎以及其他疾病的治疗中及初愈后，都不应过多进行性生活，这对疾病的治疗具有积极的意义。

由于疾病的影响，体内常有一些代谢废物排出，尤其是夏季或剧烈活动后，出汗比平常增多，皮肤上的油质与汗液、灰尘混在一起，形成污垢，阻塞汗腺的开口，使排汗不畅，影响人体的新陈代谢，使细菌生产繁殖，特别是出汗较多时，更感黏腻不适，较长时间不洗澡的人，身上可散发出一种酸臭的气味，有时还会引起汗斑、毛囊炎、疖、痈、脓疱疹等皮肤病。因此，要注意经常洗澡，保持个人卫生的整洁。

肝病患者还要经常换洗和晾晒衣服，并要注意不要在大汗时脱衣服；汗后及时换洗衣服；更不宜久穿紧身衣，要随天气的变化经常更换衣服。穿着舒适，有益健康。要经常剪手指甲，勤洗手。劳累之时，脚宜用温水浸泡，冬天要注意保暖，有出血点时要注意及时治疗，保持大便通畅。注意室内外环境卫生，保持通风，适当晒太阳，避免潮湿、霉变。

肝病的病程有时会时间很长，有些人急于求成，或者有病乱投医，或者偏信所谓的单方验方，结果常常事与愿违。

## 脂肪肝如何进行精神调养？

精神，是指人们的意识、思维活动和一般心理状态。精神调养主要是调养心神、舒畅情志等，保持人体的心理平衡，从而减缓疾病所带来的心理压力，保证心理健康。

调养心神，首先是树立战胜疾病的信心，要有既来之则安之的观念。意志坚强者可多避免外界不良刺激，增强抗病能力；意志脆弱者，多神怯气虚，抗病能力弱，易遭病邪侵害，更应注意精神调养，随时注意预防疾病的发生。

中医认为肝主疏泄，肝病患者最怕恼怒及其他不良刺激，首先要防止暴怒伤肝，凡是爱生气的患者，大多会加重病情；其次要避免思虑过度，沉闷郁积，宜保持平和的心态，淡泊宁静，避免久思多虑加重病情，可以采用宣泄法，如向熟人、亲朋好友有理智地讲述自己的心情，其他未患病的健康人，要和患者建立良好的人际关系。也可采用转移法，如外出云游、培养琴棋书画的爱好。

保持乐观向上，心情舒畅，情绪饱满，可以增强机体的免疫功能，提高抗病能力，切莫因疾病产生悲观、消沉、畏惧等情绪。平时应适当参加文体活动，振奋精神，从而有效排遣消沉、沮丧和忧悲等不良情绪。

## 为什么要培养健康的生活方式？

临床流行病学研究显示，脂肪肝已经成为发达国家和地区的第一大疾病，多坐少动的生活方式和高脂肪高热量的膳食结构及其相关的肥胖症是脂肪肝高发的主要因素，脂肪肝是与人的行为或生活方式密切相关的疾病，没有什么神奇的药物或保健品，唯一可行的方法就是采取和保持健康的生活态度与习惯，主动改变不良的行为或生活方式。健康的行为和生活方式包括：每日正常规律的三餐而不吃零食，每日吃早餐，每日2~3次的适量运动，适当的睡眠（每晚7~8个小时），不吸烟，保持适当的体重，不饮酒或少饮酒，心理平衡与自我调适。

## 脂肪肝患者需要关注血糖变化吗？

研究表明，所有脂肪肝患者中，超过半数的患者表现为肥胖和高血糖。说明脂肪肝的发生与血糖升高以及甘油三酯的聚集之间关系密切，其原因可能是由于肝脏脂肪变性时引起机体脂肪代谢障碍，从而引起高脂血症而导致胰岛素抵抗，外周组织对胰岛素敏感性降低，导致糖代谢出现异常，致使糖异生加强，糖转化为脂肪相对减少所致。因此，脂肪肝患者应密切关注血糖变化，定期体检监测空腹及餐后血糖。

## 脂肪肝患者需要定期检查血压吗？

据有关文献报道，高血压病常伴脂代谢紊乱。高脂血症与高血压分级程度密切相关。高血压、肥胖、糖脂代谢紊乱常簇集发生于同一体，且这种集结状态与心血管疾病的发生密切相关，上述代谢异常的聚集被称为代谢综合征。高脂血症人群高血压患病率明显高于正常人群，高血压人群中高脂血症发生率随血压升高而增高，因此，脂肪肝患者需要定期监测血压变化，以便及时发现血压异常升高的情况。

## 脂肪肝营养治疗的目的是什么？

营养治疗是大多数脂肪肝患者治疗的基本手段，它是通过合理改变膳食种类及数量，既保证儿童及青少年患者的正常生长发育，维持成年人正常体力和生理功能，又尽可能使得脂肪肝及其基础疾病得到有效的控制。营养治疗既是治疗手段，也是预防脂肪肝进展的重要措施。其治疗目的主要有：尽可能将患者体重、血脂、血糖维持在正常范围；消除或减轻肝脏脂肪沉积；防止低血糖、酮症酸中毒、肝性脑病等急性并发症发生；防止或改善心、脑、肝、肾等重要脏器的慢性并发症；维持重要营养物质的基本需要，以满足机体的正常生长发育和日常社会活动。

## 脂肪肝患者营养治疗的原则是什么？

原则上要做到合理控制能量摄取；合理分配三大营养要素比例，增加优质蛋白摄入，控制脂肪摄入，适量糖类饮食、限制单糖和双糖的摄入；适当补充维生素、矿物质及膳食纤维；充分合理饮水同时戒酒和改变不良饮食习惯，实行有规律的一日三餐。避免过量摄食，进零食、夜食、间食以及过分追求高口味、高能量和调味浓的食物。

## 日常生活中如何预防脂肪肝？

（1）节制饮酒。少量饮酒对身体有益，而长期酗酒就对身体有害。长期酗酒使饮食减少，体内脂肪分解减慢，造成脂肪在肝内沉积，从而形成脂肪肝，所以在日常生活中不要长期和大量饮酒。

（2）平衡膳食，合理营养。蛋白质、热量长期摄入不足，长期饥饿是脂肪肝形成的又一病因，所以平时饮食要注意合理搭配、饮食多样化，不要偏食。牛奶、鸡蛋、肉类、杂粮、蔬菜、水果，要适当调配，不使营养缺乏。

（3）适当进行身体锻炼，不使身体发胖。尤其是长期从事脑力劳动的人，要进行身体锻炼，每天步行或骑自行车半小时以上。体胖者要节制饮食，增加消耗体力的时间，消耗体内多余的脂肪，以达到减肥的目的。

## 节假日如何预防脂肪肝？

节假日或周末，那些成天回家围着电视、办公室围着电脑、出门围着汽车的"三围人士"，更加多吃少动、生活单一，很容易堆积脂肪引起脂肪肝。

（1）饮食：①春节饮食行为之一：暴饮暴食，肥腻饮食为主，大鱼大肉，高脂肪、高热量的食物全盘吸收，不仅容易导致肠胃疾病，还能导致机体脂肪物质的代谢异常，因此，易患脂肪肝。关键要控制"嘴巴"，要禁得起美食的诱惑。饮食结构要合理，三餐分配应遵循"朝四暮三"原则，即按早、中、晚，4：3：3的比例分配三餐，重点在于控制晚餐，不吃夜宵，不吃零食和甜食，睡前不进食。②饮食行为之二：饮料与饮酒并齐，俗话说，酒逢知己千杯少，亲朋好友聚会，不仅爱多吃，还爱多喝。尤其是可乐、酒精。可乐可致肥胖，而肥胖是脂肪肝的一个病因；酒精伤肝，其危害不言而喻。③饮食行为之三：饭后立即饮浓茶，其实这种做法是不对的。茶叶中含有大量鞣酸能与蛋白质合成具有吸敛性的鞣酸蛋白质，使肠蠕动减慢，容易造成便秘，并且增加了有毒物质和致癌物质对肝脏的毒害作用，容易引起脂肪肝。

（2）长时间看电视：在家坐着打麻将看电视，直到累得不行才停止。实际上，眼睛的疲劳和脑力上的疲劳与您自觉的身体上的疲劳一样，均能影响肝病的康复。另外，长时间地看电视，因剧情起伏而引起患者情感上的波动也是有害而无益的。应注意劳逸结合和休息，避免眼睛过度疲劳，尽量不要长时间看电视。

## 如何防止脂肪肝复发？

第一戒酒。第二按医生建议的"营养平衡法"安排食谱。第三按医生建议的"体育锻炼法"保证每日的无氧运动活动量。第四改变晚睡、晚起、吃夜宵的生活习惯。第五临床治愈后再巩固治疗1~2个疗程。研究证明，治愈后半年至一年内复发的概率最高，过去这一段时间就不易复发。第六合并代谢性疾病、内分泌疾病、消化性疾病的应积极治疗原发病。

## 脂肪肝患者的饮食如何适应季节变化？

脂肪肝患者家庭保健重要的一条是注意饮食，防治高脂血症。人和动物的血脂水平，在不同季节有非常显著的差异。血清胆固醇水平以秋季最高，夏季最低，而血清甘油三酯水平春季最高，秋季最低，所以秋季要减少蛋黄、动物内脏等高胆固醇食品的摄入，可适当增加动物性脂肪和植物油的摄入，防止血浆胆固醇的增高和甘油三酯的减少，保证冬季的热量供应。夏季可适当增加蛋黄和动物肉类食品，保证体内所需胆固醇的供应。

春季血清甘油三酯水平偏高，所以春季要减少动物性脂肪的摄入，同时要控制总能量摄入。

## 过度节食、减肥是否有利于脂肪肝？

过度节食、减肥不仅无益于脂肪肝治疗，还会促进、加重脂肪肝。这是因为血糖过低刺激交感神经功能亢进，脂肪细胞动员大量脂肪酸进入血液以补充能量，血中的游离脂肪酸增多，超过肝脏的脂代谢能力，形成肝内脂肪堆积。另外蛋白摄入不足，使载脂蛋白合成障碍，脂肪的转运能力下降，血脂升高，肝脏脂肪不能及时运出去，造成肝内脂肪堆积。如果近期体重下降大、快（每月超过5kg），极易诱发或加剧脂肪肝。

## 肥胖性脂肪肝如何减肥？

肥胖病的治疗是一个非常棘手的问题。肥胖的病因复杂，但直接起因是能量长期摄入过多，因此就要通过长时间地限制饮食量、增加体力劳动及能量消耗，才能彻底纠正能量过多积聚。实践证明，减肥过程实际上是对肥胖患者生活、饮食习惯的改变过程，患者要有坚定的信念，顽强的意志和持久的耐力，同时要有一系列的措施。一时性的节食和体育锻炼不利于减肥，也不会奏效。在肥胖性脂肪肝患者减肥过程中要特别注意两个关键时期：第一是开始阶段减肥速度不宜过快，每月体重下降最好不超过5kg，并需注意在短期的体重明显下降后，还有一段时间虽然体内脂肪在减少，但体重下降幅度变小，易给患者造成减肥无效的错觉；减肥取得显著效果后是第二个关键时期，此时患者自认为减肥成功，容易放松对自己饮食的控制，使能量再度摄入过多，结果前功尽弃。故医生和亲人要特别提醒患者保持低热饮食，并长期坚持减肥过程中培养的新的饮食和生活习惯，只有这样才能巩固疗效，避免体重回升。肥胖病的治疗一定要个体化，尽管减肥方法很多，我们认为，肥胖者应遵循国际医学界制定的"不饥饿、不腹泻、不反弹"的三不原则，以自身健康为重，综合应用各种减肥方法，以控制体重，防治肝脏脂肪沉积。

## 哪些食物可以防治脂肪肝？

（1）燕麦：含极丰富的亚油酸和丰富的皂苷素，可降低血清胆固醇、甘油三酯。

（2）玉米：含丰富的钙、硒、卵磷脂、维生素E等，具有降低血清胆固醇的作用。

（3）海带：含丰富的牛磺酸，可降低血及胆汁中的胆固醇；食物纤维褐藻酸，可以抑制胆固醇的吸收，促进其排泄。海鲜亦富含其他营养素，如Omega-3（$\omega$-3）多不饱和脂肪酸（EPA、DHA）、维生素（A、B群、D、E）、矿物质（钠、钾、钙、磷、铁、锌、硒）。研究表明，经常进食海鲜特别是富含多不饱和脂肪酸的海鲜，对脂肪肝有明显的预防作用。

（4）大蒜：含硫化物的混合物，可减少血中胆固醇，阻止血栓形成，有助于增加高密度脂蛋白含量。

（5）苹果：含有丰富的钾，可排出体内多余的钾盐，维持正常的血压。

（6）牛奶：因含有较多的钙质，能抑制人体内胆固醇合成酶的活性，可减少人体内胆固醇的吸收。

（7）洋葱：所含的烯丙二硫化物和硫氨基酸，不仅具有杀菌功能，还可降低人体血脂，防止动脉硬化；可激活纤维蛋白的活性成分，能有效地防止血管内血栓的形成；前列腺素A对人体也有较好的降压作用。

（8）甘薯：能中和体内因过多食用肉食和蛋类所产生的过多的酸，保持人体酸碱平衡。甘薯含有较多的纤维素，能吸收胃肠中较多的水分，润滑消化道，起通便作用，并可将肠道内过多的脂肪、糖、毒素排出体外，起到降脂作用。

此外，胡萝卜、花生、葵花籽、山楂、无花果等也可以起到降脂作用，脂肪肝患者不妨经常选食。

## 膳食纤维在预防脂肪肝中的作用是什么？

膳食纤维有降血脂作用，且能减轻患者的饥饿感，减少能量特别是脂肪的摄入；因此，脂肪肝患者，饮食不宜过分精细，应粗细搭配，多用蔬菜、水果和菌藻类，以保证足够量膳食纤维的摄入。

## 哪些食物富含膳食纤维？

含膳食纤维较高的常用食物有（每100g食物中含量）：冬菇32.3g，黑木耳29.9g，紫菜21.6g，黄豆15.5g，玉兰片11.3g，核桃9.5g，绿豆6.4g，豌豆6g，玉米面5.6g，花生仁5.5g，燕麦片5.3g，山楂3.1g，葡萄干2.9g，金针菇2.7g，豇豆2.3g，苋菜2.2g，扁豆2.1g，梨2g。

## 高脂血症患者应注意些什么？

民以食为天，当人们"大饱口福"时，却常常忽视了营养结构。饮食不节可以导致高脂血症及相关的很多疾病。对于高脂血症患者就更得注意吃得明白，吃得健康。简单说来，高血脂患者的饮食应注意"一个平衡"和"五个原则"。

（1）平衡饮食：患有高脂血症，很多人就完全素食、偏食，这是个误区，对身体是很不利的。我们从饮食中获得的各种营养素，应该种类齐全，比例适当，如果在两周内您所吃的食物没有超过20个品种，说明您的饮食结构有问题。

（2）五个原则：低热量、低胆固醇、低脂肪、低糖、高纤维饮食。

①低热量：控制饮食的量，旨在达到和维持理想体重，对于体型肥胖的高脂血症患者，通常是每周降低体重0.5~1kg合适。

②低胆固醇：每日总摄取量应低于300mg，胆固醇只在动物性食品中才有，植物性食品中不含胆固醇。各种肉类（包括鸡、鸭、鱼、猪、牛、

羊等）平均每50g含20~30mg胆固醇。

③低脂肪：尽量少吃饱和脂肪酸的食物，包括动物性食品（肥肉、全脂奶、奶油、猪油、牛油、猪肠、牛腩及肉类外皮）和部分植物性食品（烤酥油、椰子油、椰子、棕榈油）。烹调用油宜选择较多不饱和脂肪酸的油，例如大豆油、玉米油、红花籽油、葵花籽油、蔬菜油、橄榄油、花生油、芥花油、苦茶油，另外，鱼类及豆类之饱和脂肪酸含量较少，亦可多考虑用以取代其他肉类，作为蛋白质之来源。不吃或尽量少吃高油点心（腰果、花生、瓜子、蛋糕、西点、中式糕饼、巧克力、冰淇淋）。

④高纤维的食物：如各类水果、豆类、燕麦片、洋菜、木耳、海带、紫菜、菇类、瓜类、荚豆类及蔬菜茎部。

## 节食减肥过程怎样减轻饥饿感？

营养过剩性脂肪肝患者在节制饮食减肥时，常有吃不饱及饥饿难忍之感。为此，可通过下列方法获得饱腹感。

（1）饭前吃水果：在吃饭前吃下一个水果，如苹果、桃子、香蕉、西瓜、梨或黄瓜等。吃了有体积、热量低的食物，可以在某种程度上抑制食欲。坚持一两周的时间，慢慢习惯之后，就可以将水果减半。减半后再无饥饿感就算这种办法成功，胃也适应了节食。饭前或进食时喝不加糖的果汁或清淡的冬瓜、番茄、青菜汤以及紫菜汤也可以增加饱腹感。

（2）用低热量、体积大的食品获得饱腹感：海带、海藻、魔芋、蘑菇类食品中含热量较少。将这类食品和豆腐、胡萝卜、凉粉、黄瓜等体积大的食品混合在一起加调料煮熟或凉拌。这样做成的食品热量低、体积大，比同等热量的食品更易解决肥胖者"难以饱腹"之苦。

（3）咀嚼疗法：减慢进食速度，细嚼慢咽每一口食物，或吃一些难以咀嚼的食物，以延长进食时间，可增加饱腹感、减少进食量。

# 如何利用饮食防治肥胖性脂肪肝？

肥胖是脂肪肝最常见的病因之一。摄入过多的脂肪和甜食，缺乏体力活动、营养过剩，是引起肥胖最直接的原因。有资料表明，肥胖程度越重，持续时间越长，脂肪肝的检出率就越高，病变也越明显。因此，形成良好的饮食习惯，矫正不良行为，减轻体重对肥胖性脂肪肝的防治具有极其重要的意义。

肥胖性脂肪肝的饮食要点：加强饮食管理，严格控制总热量摄入，减少脂肪、胆固醇和单糖、双糖食物的摄入，保证足够的优质蛋白，增加膳食纤维和维生素的摄入量，保证营养均衡。

（1）控制总热量摄入：轻度肥胖者首选持续低热量的减食疗法，即不间断使用低热量食品直至体重降至正常。一般每日每千克体重给予热量20~25kcal，每日1200~1800kcal，并需长期坚持。重度肥胖者最好采用低热量饮食治疗，即每日进食总热量控制在1200kcal之内，体重下降以每周500g为好。

（2）减少单、双糖的摄入量：碳水化合物的摄入应该占总热量的50%左右为宜，主要应由稻谷、蔬菜、水果等多糖提供，尽量少食富含单、双糖的食品，如高糖糕点、饮料、糖果、冰淇淋等。可适当添加一些如甜叶菊苷、阿斯巴甜等甜味剂，其优点是甜度高、无毒、低热能，既可改善口味，又不至于引起体重增加。

（3）减少脂肪和胆固醇的摄入：脂肪具有较高的热能。1g脂肪能产生9kcal的热量，是蛋白质和糖类的2倍之多。豆油、花生油、葵花籽油等植物油虽然富含不饱和脂肪酸，但其热量较高，多食可引起体重增加，所以在实际应用中应控制用量。猪油、羊油、牛油、黄油、奶油、椰子油因为富含饱和脂肪酸，胆固醇水平较高，应极力限制。鳗鱼、鳊鱼、鲳鱼、猪瘦肉、牛瘦肉等可放心使用。鸡蛋的蛋黄含有较多的胆固醇，所以每周2~4个为宜。一般而言，兽肉的胆固醇高于禽类，肥肉高于瘦肉，贝壳类和软体类高于一般鱼类，蛋黄、鱼子、蟹黄及动物内脏的胆固醇较高。

（4）保证优质蛋白质的摄入：蛋白质摄入不足可加剧肝内脂肪沉积。一般每日每千克体重需要1.5~2.0g。主要包括肉类、蛋类、豆类及豆制品类。不同食物中蛋白质的含量和质量有差异。因此，必须在摄入时注意不同蛋白质互相搭配，提高生理价值。豆类、豆制品、瘦肉、鱼类、牛奶、鸡蛋清、兔肉等都是脂肪肝患者的理想选择。

（5）增加纤维素的摄入：肥胖性脂肪肝患者由于限制了食物的摄入量，常常会产生饥饿感。饮食中保证足够的纤维素可延缓胃的排空，增加饱腹感，有利于减轻餐后血糖增高、降低血脂、防止便秘。每日可摄入纤维素40~60g。富含膳食纤维的食物有玉米麸、糙米、豆类、香菇、魔芋、海带、木耳等。

（6）增加维生素的摄入：低热量饮食疗法必须保证营养素的均衡，防止营养不良。所以应适当多进食维生素丰富的蔬菜和水果。但是由于水果的含糖量较高，故应选择苹果、梨、樱桃、柚子等含糖量较低的水果，并放在两餐之间饥饿时进食。必须将水果的热量计算在每日的总热量之内。萝卜、番茄、黄瓜因热量低、维生素含量丰富可作为饥饿时的"点心"。

## 脂肪肝患者如何选择食用油？

说到食用油，就离不开脂肪酸，它是食用油的主要组成部分，也是人体不可或缺的主要能量来源。专家介绍，必需脂肪酸是人体必需却又不能自身合成的一种脂肪酸，必须从膳食中补充。评价食用油的品质，很重要的一个因素是看脂肪酸含量。不同的油脂肪酸构成不同，按其饱和程度分为饱和脂肪酸、多不饱和脂肪酸、单不饱和脂肪酸。其中，橄榄油、茶籽油单不饱和脂肪酸含量高；玉米油、葵花籽油则富含亚油酸，大豆油则富含两种必需脂肪酸——亚油酸和亚麻酸。这两种必需脂肪酸具有降低血脂、胆固醇等作用。目前，在人们的饮食结构中，尽量减少饱和脂肪酸的摄入（如动物性油脂），增加不饱和脂肪酸的摄入，已经基本形成共识。营养学专家建议，每种油脂各有优点，消费者要根据自己的实际情况选择食用油，如果是"三高"患者，建议食用不饱和脂肪酸含量较高的食用油，例如橄榄油、山茶油、芥花油。此外，消费者还可以根据烹调方式选择食用油，例如，凉拌菜以不饱和脂肪酸含量高的油脂为佳，如橄榄油。

## 为什么说橄榄油是"液体黄金"？

橄榄油是从新鲜油橄榄果实中采用冷榨加工提取的一种高档食用植物油，具有极高的营养价值，有"液体黄金""植物油皇后""地中海甘露"等美誉，是欧美餐桌上必不可少的油品。橄榄油虽属油脂，但脂肪含量低，胆固醇含量少。欧洲的医生都建议患有肥胖症的人或血脂高、胆固醇高的患者食用橄榄油。橄榄油中的可皂化物成分占98.5%~99%，主要由脂肪酸和甘油三酯组成，不可皂化物仅占1%~1.5%，由苯酚、维生素E、甾酮、脂肪醇、磷脂、色素、挥发性化合物等物质组成。油酸是橄榄油脂肪酸的主要组成成分，且主要为单不饱和脂肪酸，是玉米油、葵花油、黄油、人造黄油的1.97~3.65倍；多不饱和脂肪酸含量较低，仅为玉米油和葵花油的19.05%~21.41%。鲨烯、维生素E、苯酚等不可皂化物是众所周知的抗氧化剂。另外，橄榄油还富含亚油酸和α-亚油酸，且组成比例与母乳极为相似。因此，与其他植物油和动物油相比，橄榄油具有独特的营养、保健和医学功效。研究表明，橄榄油有抗氧化、抗炎、改善循环功能、防治癌症等作用，还有预防"老年痴呆"的作用。

## 新的"贵族油"——芥花油有什么特点？

芥花油作物原育种自北纬46°~60°的加拿大草原区，在此天然环境下成长起来的芥花所炼就的芥花油，其不饱和脂肪酸的成分接近于橄榄油。这种油脂芥酸含量非常低，而不饱和脂肪酸的含量却远远高于其他食用油。此外，芥花油中的油酸含量平均为61%，仅次于橄榄油75%的含量，被营养专家称为"贵族身份的食用油"。研究显示，在芥花油中，饱和脂肪酸仅有8%，不足大豆油的一半，是棕榈油的13.7%，是动物油脂的16.3%。据了解，加拿大、芬兰、瑞典、美国等国科学家近年的跟踪研究发现：食用芥花油的人群胆固醇总量比常规饮食的人群低15%~20%，其心血管病发生率也相应减少。专家认为，这是由于油酸能降低血内总胆固醇含量，特别是降低对人体有害的低密度脂蛋白胆固醇含量，而不降低对人体有益的高密度脂蛋白胆固醇，从而减少心血管疾病的发生。

## 什么是多不饱和脂肪酸？

多不饱和脂肪酸是指碳原子数超过16且含2个以上不饱和双键的直链脂肪酸，按其双键的位置又可分为 $\omega-3$ 及 $\omega-6$ 两族。哺乳动物自身无法合成这两大类脂肪酸，必须从食物中摄取，称其为必需脂肪酸。多不饱和脂肪酸特别是 $\omega-3$ 系列多不饱和脂肪酸能够通过多种机制调节参与脂质代谢的转录因子，能改善肝脏的脂质代谢，从而达到预防脂肪肝的作用。

## 多不饱和脂肪酸的功用是什么？

有研究表明，多不饱和脂肪酸对肥胖伴血脂升高的脂肪肝具有良好的预防和治疗效果。多不饱和脂肪酸可以提高肝脏脂代谢关键酶脂蛋白脂酶和低密度脂蛋白受体的活性，促进脂代谢，抑制胆固醇合成的限速酶经甲基戊二酸单酰辅酶A还原酶和胆固醇-7-羟化酶的活性，减少肝内甘油三酯的合成，从而很好地预防了脂肪肝的形成。此外，多不饱和脂肪酸还具有预防心血管疾病、抗癌、提高免疫力、有利于大脑智力发展和保护视力等生物活性。

## 多不饱和脂肪酸是不是摄入得越多越好？

多不饱和脂肪酸有降低血清胆固醇及甘油三酯水平的功能，所以一般认为是有利于健康的食用油。玉米油主要含$\omega$-6多不饱和脂肪酸，其主要成分油酸、亚麻酸，是人体的必需氨基酸，在人体正常的机能和代谢中具有重要作用。但多不饱和脂肪酸可降低对机体有保护作用的高密度脂蛋白胆固醇的含量；多不饱和脂肪酸的不饱和双键在机体内易被氧化，产生脂质过氧化物和自由基。脂质过氧化物具有细胞毒性，可以破坏细胞结构功能，影响酶的活性，损伤细胞核。另外，$\omega$-6多不饱和脂肪酸与$\omega$-3多不饱和脂肪酸的比例需要有一定的平衡比例，如果过量摄入$\omega$-6多不饱和脂肪酸，会引起具有生物活性的前列腺素、血栓素、白三烯增加。同时，多不饱和脂肪酸的大量摄入，导致细胞膜脂质成分比例改变，多不饱和脂肪酸含量增加，膜流动性增加。经证实在大鼠肝脏内，玉米油（主要含多不饱和脂肪酸）比饱和脂肪酸更易发生脂质过氧化反应。玉米油还可以通过激活肝脏内脂质过氧化反应，促进酒精引起的肝损伤，并常优于不饱和脂肪酸合成磷脂和甘油三酯，从而使肝内甘油三酯增加并增强对氧应激脂质过氧化损伤的敏感性，诱发脂肪肝伴炎症及纤维化。因此，过量摄入玉米油对机体特别是肝脏有损伤作用。

## 脂肪肝患者如何使用调味品？

脂肪肝患者不宜使用葱、姜、蒜、辣椒、胡椒、芥菜、咖喱等对肝脏有刺激的调味品。食盐的摄入每日应控制在4~6g为宜。

## 食醋对脂肪肝患者有好处吗？

人们日常生活中往往离不开醋。比如做鱼时醋能去腥、蒸肉时加醋易熟、炖排骨汤加醋可以使骨头中的钙、磷等物质溶出，有利于人体充分吸收等。部分脂肪肝患者常常胃口不好，用醋调味，可以开胃健脾，激发食欲。但食醋一定要适量，一旦食用过量，不利于肝细胞的再生修复。

# 大蒜素在防治脂肪肝中的作用是什么？

大蒜中的大蒜素具有抗炎、抗病毒、抗氧化、增强免疫以及降压、降血脂等作用，是集多种功能于一体的医药、保健佳品，有实验研究发现大蒜素对甘油三酯、胆固醇及低密度脂蛋白胆固醇均有降低作用，而对高密度脂蛋白胆固醇有升高作用；同时，大蒜素在体外可抑制胆固醇微胶粒的形成。由此，不难看出大蒜素有显著的降血脂效应，其机制一方面可能是促进了脂蛋白之间的代谢与转化，另外可能是因为抑制了肠道胆固醇的吸收、减少了肝脏胆固醇的合成、促进了血清和肝脏甘油三酯的分解。因此，大蒜素在治疗高脂血症、预防动脉粥样硬化、冠心病等方面具有一定的作用。

# 为什么吃荤食后不能立即饮茶？

一些人吃完肉、蛋、鱼等高蛋白、高脂肪的荤食后，为去油腻，习惯立即喝茶，有些人还喜欢喝浓茶。这种做法是不对的。浓茶中含有大量的鞣酸，鞣酸能抑制消化液的分泌，并且，鞣酸与蛋白质结合，生成不宜消化物质，影响胃内食物的消化和吸收，另外，鞣酸还具有收敛作用，可使肠蠕动减慢，从而延长粪便在肠道内留停的时间，不但形成便秘，而且还容易使有毒物质和致癌物质被人体吸收，有害人体健康，容易引起脂肪肝。所以，饭后，尤其是食用高蛋白食物后，不宜喝浓茶。

# 脂肪肝患者为什么要保持大便通畅？

肝脏是解毒的器官，具有重要的解毒功能，即体内代谢产生的毒性物质都要经过肝脏处理，变成无毒或微毒、易于溶解的物质，最终从尿或大便中排出体外。同时，一切在胃肠道内消化吸收的物质，都要经过门静脉运送至肝脏加工。很多食物和药品，在肠内腐败、发酵常产生有毒物质。

当肝脏有病时，解毒能力相应下降，患者如伴有便秘，由于肠道内细菌繁殖增加，毒性物质会大量产生，迫使肝脏负担加重，以致延缓肝脏功能的恢复。因此，脂肪肝患者必须保持大便通畅，防止习惯性便秘，以利毒性物质从体内排出，减轻肝脏的负担。

## 如何保持大便通畅？

尽量多吃含纤维素较多的食物，吃洗净的水果、蔬菜，同时补充充足的水分。由于人体缺乏纤维素酶，在肠内不被吸收的纤维物质就会刺激肠壁蠕动和分泌黏液，促进排便发生。据观察，人们吃富含纤维素的食品，12~14小时就可由肠道排空，而低纤维食品需要28小时以上。而且，纤维素还会维护肠道菌群生态，限制某些肠道菌的增长，使二次胆汁酸降低。另外，要养成定时排便的习惯，以早上为宜。在晨间起床前用手掌从上腹向下腹推拿10次，从左右肋缘分别向左右下腹按摩10次，均会使排便更容易。

## 怎样喝酒才健康？

酒精性脂肪肝的根源在于长期饮酒过多或短期内大量饮酒。至于饮多少酒精较为安全，仍无统一的说法。健康人平时适度饮酒对身体是无害的，但要注意健康饮酒有很多讲究。首先是不要喝劣质酒，因为其中的乙醇和醛类含量高，对身体有害。其次每日饮酒量需保证乙醇量小于30g（一般白酒不要超过2两，葡萄酒不要超过150ml）。而且最好不要每天饮酒，至少要每隔2~3天饮1次，这样才能给肝脏以休息的时间，不至于让它日日连轴运转而超负荷。此外不要空腹喝酒，喝酒前先吃些东西，这样可延长乙醇在体内吸收代谢的时间。世界卫生组织认为"饮酒有益于健康的说法，根本没有严谨的科学依据，根本不存在饮酒有安全量的问题"。因此饮酒愈少愈好，最好不饮，特别是不要养成一个人单独饮酒的习惯。

## 肝炎患者能喝啤酒吗？

啤酒也是酒，我们不妨算一算，一般啤酒酒精含有量为3%~4%，市售的啤酒按每瓶630ml计算，它所含有的酒精量为：630×（3%~4%）×0.8（酒精比重）=15~20g，如果喝了2瓶啤酒就有30~40g酒精进入你的体内。因此啤酒喝得过量也会使人发生酒精性肝损害，医生们在临床上也确实遇到过只喝啤酒造成酒精性脂肪肝，这些人饮用量都比较大，每天3~4瓶或更多。健康人喝啤酒都会引起肝损害，那么，肝炎患者饮用啤酒，尽管摄入酒精量少一些，也同样会加重原有的肝脏损害。由此可见，肝炎患者是不能饮用啤酒的。同样道理，低度酒、果酒都不可饮用，这些酒所含的酒精量比啤酒还高。无症状乙肝病毒携带者也不可饮用啤酒。

## 充足的睡眠能防治脂肪肝吗？

临床观察发现，多数脂肪肝患者伴有失眠、情绪不稳定、倦怠、乏力等症状。因此，对于脂肪肝，尤其是重度脂肪肝的治疗，应着重强调睡眠的重要性。休息能减少机体体力的消耗，而且能减少活动后的糖原分解、蛋白质分解及乳酸的产生，减轻肝脏的生理负担。因为卧床休息可以增加肝脏的血流量，使肝脏得到更多的血液、氧气及营养的供给，促进肝细胞的康复。据日本学者观察，肝脏的血流量在立位时比卧位时减少40%，立位伴有运动时，肝血流量比卧位时减少80%~85%。肝血流量减少，可直接影响肝脏的营养及氧气的供给。但对所有的肝病患者过分强调卧床休息与睡眠反而会加重患者的精神负担，影响大脑的调节功能和内脏功能的协调，也不利于机体的新陈代谢。

## 为什么说适当进行体育锻炼可预防脂肪肝？

随着交通工具越来越先进，许多人已习惯于以车代步，造成活动量明显不足，热量消耗过少，加上饮食营养摄入过多，很容易引起过多的能量转化为脂肪而存积于肝脏等器官。尤其是对那些肥胖性脂肪肝患者来说，体育活动量不足其危害程度甚至大于营养摄入过多。这说明体育活动对预防肥胖及肥胖性脂肪肝的重要性。据研究，适当参加一些体育活动，可以消耗部分多余的能量和脂肪，降低血浆总胆固醇和甘油三酯水平，这对预防和治疗许多类型的脂肪肝均有益处。当然，体育活动及其活动量也要因人和因病情而异。对肥胖症、高脂血症和肝炎恢复期引起的脂肪肝可以采取散步、游泳、慢跑、打羽毛球等活动，但不宜进行剧烈运动。尤其是无氧运动（例如短跑、打篮球、拳击、登山等）可引起血中乳酸增高，不利于脂肪肝的恢复。此外，对有些脂肪肝患者（例如妊娠期急性脂肪肝、肝炎活动期脂肪肝等）则应禁止过度运动，以免使病情加重而危及生命。

## 运动疗法适用于哪些类型的脂肪肝？

日常所见的慢性脂肪肝患者如无严重并发症均可参加一般体育运动，但需在医生指导下进行合适强度的运动。运动疗法最有效的病例是伴存胰岛素抵抗和体重超重的脂肪肝患者。在肥胖症、2型糖尿病、高脂血症等所致的营养过剩型脂肪肝以及伴随有体重增加的肝炎后脂肪肝的治疗方法中，体育锻炼的重要性仅次于饮食控制。酒精性脂肪肝患者亦可通过行为修正疗法和运动疗法促进戒酒和病情康复。

虽然运动疗法对营养过剩性脂肪肝患者可产生良好效果，但并非所有脂肪肝患者都适宜参加体育运动。因恶性营养不良、蛋白质热量营养不足、胃肠外营养、甲状腺功能亢进和肺结核等慢性消耗性疾病以及药物和毒物所致的脂肪肝患者，过多运动会成为代谢的干扰因素，不利于疾病的康复。妊娠急性脂肪肝、Reye综合征等急性脂肪肝患者则应绝对卧床休息。

## 肥胖性脂肪肝患者应怎样运动？

运动项目主要选择中等强度的有氧运动，包括中速步行（每分钟120步左右）、慢跑、骑自行车、游泳、做广播体操、跳舞、打羽毛球等。具体可以按照个人身体状态和爱好，因地制宜地选择其中几种项目。

（1）运动强度：针对脂肪肝治疗，运动强度不能过小。一般情况，锻炼时心率或脉搏至少要维持在每分钟100次以上，但最高心率不宜超过200减去实际年龄。锻炼后只有轻度疲劳感，而精神状态良好，食欲和睡眠正常，说明强度合适。

（2）运动时间：一般的有氧锻炼，每次需要持续20分钟以上才能有效。因为至少运动20分钟后人体才开始由脂肪供能，且运动时间越长，脂肪氧化供能的比例越大，效果也越明显。当然，最长也不能超过60分钟。在整个运动过程中可分为三个时期：一为热身期，为5~8分钟。此时，主要进行一些伸展性的、柔软的大肌群活动。二为锻炼期，为20~30分钟。三为冷却期，目的是使身体逐步恢复到运动以前的状态，约8分钟，可做一些舒缓运动，避免血液在组织中滞留。

## 肥胖性脂肪肝合并哪些疾病应禁止运动？

营养过剩性脂肪肝伴有并发症时，其运动疗法的适应证还处于积累经验阶段。但是如果脂肪肝患者合并下列疾病时应禁止运动：①急性心肌梗死急性期。②不稳定型心绞痛。③充血性心力衰竭。④严重的心律失常。⑤重度高血压病。⑥严重糖尿病。⑦肾功能不全。⑧严重脑血管疾病。⑨肝功能明显损害或已发展至失代偿期肝硬化。

## 运动对脂肪肝患者的血脂有什么影响？

运动对血脂的影响主要表现在以下两个方面：①可以防止血脂升高。

②可以降低升高的血脂。可见长期、有规律的健身运动，对血脂有明显的调节作用，同时亦有利于脂肪肝的康复。

## 为什么说预防脂肪肝应从儿童抓起？

儿童时期人体的脂肪细胞处于增殖过程中，此时期摄入过多热量，脂肪细胞大量增生并肥大，其数目远远地超过正常人。在儿童时期一旦形成了脂肪积聚，造成肥胖，也较难以治疗。发生肥胖的因素多是由于很多家庭条件改善后不合理花钱，大量购置营养补品，摄入大量的高热量饮食。部分家长有"男孩胖点没关系"的错误认识，我国独生子女较多，长辈对独生子女过度溺爱，且不鼓励儿童参加体育活动，能量消耗减少。因此儿童时期注意体重变化，注意控制饮食与体育活动相结合，是预防脂肪肝的重要措施。

## 为什么说预防儿童肥胖应该从孕期开始？

预防儿童肥胖应从孕期开始。准妈妈到底该吃什么、怎么吃、吃多少，才能既不把自己得过胖，又能保证宝宝的营养且不至于成为"小胖墩"，的确值得关注。孕期，特别是妊娠后期，孕妇要加强饮食和体重的管理，合理膳食，既要注意加强营养，又要防止热量过剩。可少食多餐，饮食以清淡易消化为宜，避免油腻食物，多吃蔬菜、水果等碱性食物。特别要注意脂肪的摄入量，主副食合理搭配，防止过分发胖，怀孕期间孕妇体重的增加量不宜超过12.5kg。婴儿生后第1年要强调母乳喂养，不过早添加辅食。人体肥胖与否，取决于孕后3个月、生后1年、5~7岁及11~12岁几个阶段脂肪细胞的生长积累。如果孩子在这几个关键时期因过量饮食致使脂肪细胞超量生长，以后任你想尽办法减肥，也只能让脂肪细胞的体积略有缩小，数量上不会有任何变化。一旦停止减肥，这群饿"瘦"了的脂肪细胞会很轻易地恢复原貌。故与其胖了再减肥，不如早做预防。

## 预防儿童期脂肪肝家长们应注意什么？

必须提醒家长们注意四件事。①很多父母都以为，孩子睡得愈多，愈容易肥胖，而实情却正相反。研究人员指出，睡眠时间愈长，体内就会产生愈多的激素，而激素具有燃烧脂肪的作用。因此，保持充足的睡眠对儿童的正常发育十分重要，睡眠不足反而易致肥胖。②许多儿童有边看电视边吃东西的习惯，不知不觉地就会饮食过量；而且电视看多了，体育活动就少了，身体就容易长"膘"。所以，要限制儿童每天看电视的时间。③快餐吃得多易成小胖墩。④父母因"爱护"过度而不让"心肝宝贝"参加任何劳动，也不鼓励他们进行体育锻炼是不对的。

## 患脂肪肝儿童的膳食结构应注意什么？

防治儿童脂肪肝，以合理调整饮食、加强体育锻炼为主。在膳食结构中应特别注意以下几个问题：①在日常饮食中，要注意饮食结构的合理性，多食牛奶、鱼类、豆制品等富含蛋白质的食物，尽量少摄取猪肉、牛肉食物，以保护和促使已损伤肝细胞恢复和再生。②限制饮食总热量，主要控制糖类和脂肪的摄入，因为这些营养物质超过热量和代谢需要时，就会变成脂肪储存。③应注意调节供给足量的维生素，尤其是B族维生素和维生素C，多吃含糖量低的新鲜蔬菜、瓜果，如芹菜、菠菜、小白菜、黄瓜、冬瓜、竹笋、番茄等。④加强对孩子体育锻炼的指导，对于肥胖儿童更要重视体力活动和体育锻炼，平时要多让他们到户外活动，尽量少安坐不动。此外，还可配制些荷叶茶、柿叶茶等让孩子喝，对脂肪肝患儿也有一定作用。对其他疾病引起的脂肪肝，在寻找和消除病因的同时，多注意饮食结构改善，保证合理营养及热量。

## 孕妇如何预防脂肪肝？

妊娠期出现的脂肪肝包括妊娠呕吐引起的脂肪肝和妊娠晚期引起的急

性脂肪肝。前者见于孕妇出现严重而长时间的呕吐后，可有饮食摄入不足导致营养不良的表现，补充足够的热量及营养物质后肝损伤即可消失。随着妊娠呕吐的缓解与控制，肝功能损害和脂肪肝均可完全复原。

妊娠期急性脂肪肝少见，一般发生于初次妊娠的第7~9个月。常于上呼吸道感染或静注大剂量四环素后起病，可迅速发生肝功能衰竭。该病一旦诊断明确，应尽早做剖宫产术终止妊娠，急性脂肪肝常可迅速康复，从而保住母婴生命。自然分娩、引产只会加重病情，故有弊无利。预防呼吸道感染以及避免使用四环素有助于减少妊娠期急性脂肪肝的发生。

## 孕妇产后如何预防脂肪肝？

产后要想保持健美的身体，达到避免和减轻脂肪肝的目的，就要劳逸结合，合理安排膳食，保持膳食平衡，生活规律，适当加以锻炼。

（1）控制热能摄入：尽量不要食用精制糖类、蜂蜜、果汁、果酱、蜜饯等甜食和甜点。适当补充蛋白质，对产妇来说，1.5~1.8g/kg体重的量比较适宜。

（2）控制脂肪和胆固醇：一天的食物和烹调油所供给脂肪总量应不超过40g，对含胆固醇高的食物如蛋黄等宜适当控制。

（3）保证高蛋白摄入量：蛋白质较高的食物有特殊的食物动力作用，可刺激体内新陈代谢，故适当提高蛋白质的摄入量有助于减轻体重。

（4）喝水也要得法：每日摄入适量的水有助于肾脏功能的正常发挥及减轻体重、促进肝内脂肪代谢。建议每日饮水量在2000ml左右。最佳选择是白开水、矿泉水以及清淡的绿茶、菊花茶等。

（5）吃的习惯要调整：建立良好的饮食习惯，一日三餐有规律，尽量避免过量摄食、进零食、夜食，避免体重增长过快。

（6）产后适量运动：每天适量安排1~2次锻炼身体的时间。可根据自己的条件合理调整。例如做广播操、慢跑、跳绳、游泳、跳舞等活动。还可以通过擦地、吸尘、搞卫生等日常家务活，达到锻炼的目的。

## 老年人如何从饮食上预防脂肪肝?

老年人从饮食上预防脂肪肝的重要措施有：食物多样，谷类为主；多吃蔬菜、水果和薯类；每天吃奶类或豆类制品；经常吃适量鱼、禽、蛋、瘦肉，少吃肥肉和荤油；食量与体力活动要平衡，保持适宜体重；吃清淡少盐的膳食；限量饮酒；吃清洁卫生、不变质的食物。

除了上述原则外，尚需特别注意以下两点。①建立合理的三餐饮食制度，切忌暴饮暴食、偏食、挑食，并且要少吃零食。三餐的比例为早餐占全日总热量的30%，午餐40%，晚餐30%。②饥饱要适当：摄入与消耗相平衡，饮食宜控制在七八成饱的范围内。

## 如何预防药物性脂肪肝?

肝脏是人体最重要的代谢器官，药物大多数经肝脏代谢，有数十种药物可能与脂肪肝有关，如肾上腺皮质激素、四环素、异烟肼、避孕药、减肥药、甲氨蝶呤、丙戊酸钠。还有许多新药，由于缺乏长期临床观察，难免使药物性肝损害的发生率明显增高。据估计，在所有药物反应中，药物性肝损害（包括药物性脂肪肝）占10%~15%以上，至少有200种以上的药物可出现不同程度的肝损害，药物性肝病已经成为当今社会一个值得十分注意的医源性疾病。为了预防药物性肝损害，应尽可能慎用损肝药物，如确有需要，服药期间务必注意以下两点：①必须严格遵守医嘱，不要偏信新药贵药，不要长期自选用药，用药剂量不宜过大，用药种类不宜过多，一般不宜空腹饥饿时服药，忌酒后服药和滥用损肝药物。②密切观察用药的反应，定期复查肝功能、血脂和肝脏B超。

## 外科手术后患者如何预防脂肪肝?

小肠改道手术、胃成形术治疗肥胖症、胆胰改道手术以及广泛小肠切除等外科手术也可引起脂肪肝，肝内脂肪沉积增加常发生于手术后6个月内，以后渐减，直至改道手术的2~3年后，但肝细胞气球样变和炎症、坏死及纤维化却日渐加重。它主要是脂肪组织中脂肪酸被动用之故，这类患者血液内必需氨基酸含量也降低，它与蛋白质－热量不足的营养不良所见相似，细菌毒素和石胆酸也可能起不良作用，这或许可解释所伴随的肝坏死与纤维化。所以，即使是重度肥胖，外科手术也不作为常规治疗措施，并且应审慎选择手术方式，胃成形术相比空－回肠短路手术要安全。重新吻合肠道，恢复肠道正常走向，并补充必需氨基酸，可使肝内脂肪堆积消退。此外，外科手术后患者食用高脂肪高热量饮食，并限制活动，可引起短期内体重明显增加，并导致脂肪肝。因此，术后营养补给不要过度，并尽早适当运动及术后保健，保持大便通畅，以利于体力恢复和维持理想体重，从而预防脂肪肝等营养过剩性疾病的发生。

## 如何预防全胃肠外营养相关脂肪肝？

完全胃肠外营养是指通过中心静脉导管供应患者所需的全部营养要素，使患者在不进食的状态下仍可维持良好的营养状态，多用于高位肠瘘、食管瘘、癌肿手术前后等患者。临床研究发现，全胃肠外营养可引起高血糖、高血脂以及必需脂肪酸缺乏等代谢紊乱。成人给予静脉内营养2周以上，肝活检即可显示肝细胞脂肪变性和门脉周围淤胆。肝脂肪变最易发生在给予大量葡萄糖而输注率超过肝脏氧化能力时，结果造成肝内脂肪合成增加。合理给予静脉内营养种类，避免过高热量及过多脂肪乳剂的输注，尽量采用循环法（非持续）输入静脉营养，尽早恢复经口饮食或管饲饮食，适当加用胆碱或必需磷脂（易善复）等药物有助于防止胃肠外营养发生的脂肪肝。

## 如何预防营养不良性脂肪肝？

营养不良性脂肪肝见于恶性营养不良病、肠旁路手术后以及吸收不良综合征和慢性消耗性疾病患者，偶见于爱美女士节食减肥，儿童挑食偏食。饮食应以高热量、高蛋白、富含维生素以及低纤维素为原则，由于该病患者的消化酶减少，在补充营养性食物时应逐步加量，循序渐进。营养素的供给要由少到多，由简到繁，切忌贪多求快，欲速则不达。

营养不良有轻、中、重度之分，因此在饮食治疗上要分步进行，轻度营养不良者，每天每千克体重热量可控制在335~502kJ（80~120kcal），补充足够的蛋白质，含蛋白质较多的食物有肉、肝、鱼粉、牛羊乳、蛋类、豆制品等；中度营养不良的患者易发生腹泻，增加食物宜慢，初时，可先加含蛋白质较多、脂肪少的食物，另加淀粉以补充热量，待消化能力逐渐恢复，食欲好转，大便正常时，再多加食物；病情严重者可改为要素饮食或加用复合氨基酸制剂口服，必要时从静脉途径补充各种足够热量和营养成分，以加快脂肪肝的恢复。

对于长期胃肠外营养患者，应尽早开放胃肠饮食，有助于防治脂肪肝胆汁淤积等肝胆并发症的发生。爱美女士节食减肥、儿童挑食偏食引发的脂肪肝，应进行心理干预、纠正不良的饮食习惯、合理地吸取膳食营养。

## 乙肝患者怎样预防脂肪肝？

为预防肝炎后脂肪肝的发生，应注意做到：①在肝炎恢复期，注意处理好休息和活动的关系，避免长期卧床，做到动静结合，不要使体重过分增加，避免肥胖。②要恰当地安排饮食，避免营养过度，要适当地少吃脂肪类食品，但更重要的是不要过多地吃糖或其他甜食。这是因为糖类过多时，也会在体内转变为脂肪储存起来。如果能注意做到上述两个方面，脂肪肝是可能避免的。

## 肝炎后脂肪肝如何调节饮食？

肝炎后脂肪肝多见于急性病毒性肝炎恢复期或慢性肝炎患者，往往因过分强调高蛋白、高糖、高营养致进食能量过多，以及过分限制活动导致病后短期内体重增加和肝内脂肪堆积。营养应高蛋白、富含维生素、低动物脂肪，糖类的摄入也要适度。对于体重不足者，宜用正平衡能量营养；而多数患者体重超重，则应给予负平衡能量营养，使体重逐步下降到标准体重范围内，体重下降速度不宜过快，大约每个月减少不超过2.5kg为宜。依据肝炎病情，鼓励患者进行适当的体育锻炼。

日常饮食中，不吃高脂肪、高胆固醇、高热量的食物，如动物内脏、鸡皮、肥肉、蟹黄，忌吃煎炸食品，宜多吃富含蛋氨酸的食物如小米、芝麻、油菜、菠菜、干贝等以促进体内磷脂合成，使肝细胞内脂肪转化，多吃新鲜绿叶蔬菜，适量饮水，绝对禁酒，少吃辛辣和刺激性食物。

## 为什么脂肪肝患者应多吃富含蛋氨酸的食物？

在肝脏分解酒精时，起主要作用的是酶，其主要原料就是蛋氨酸。蛋氨酸除了具有分解酒精的作用外，还具有把肝脏中的脂肪运送到皮下脂肪组织的作用。所以，为了防治脂肪肝就不能缺少蛋氨酸。蛋氨酸在每天的食物中可以轻松摄取。认识到饮酒危害的人，平时应认真地去补充鸡肉、牛肉、猪肉等肉类和蛋类，含有丰富的蛋氨酸。

## 为什么脂肪肝患者应多吃富含卵磷脂的食物？

健康的肝脏中含有一定的脂肪，其中大半为磷脂。磷脂中的主要成分是卵磷脂。得了脂肪肝，中性脂肪增加，相反卵磷脂会减少。特别是磷脂和卵磷脂可以增加线粒体的作用。线粒体是燃烧脂肪的"工厂"，能促使脂肪分解，缓解脂肪肝症状。哪些食物中富含卵磷脂呢？卵磷脂在蛋黄、大豆、鱼头、芝麻、蘑菇、山药和黑木耳、谷类、小鱼、动物肝脏、红花籽油、玉米油、向日葵等食物中都有一定的含量，但营养及含量较完整的还是大豆、蛋黄和动物肝脏。

## 鱼油中的ω-3脂肪酸是什么物质？

ω-3系脂肪酸因第一个双键的位置在3、4两个碳原子之间而得名。鱼油中富含ω-3脂肪酸。研究报道已确认鱼油中的ω脂肪酸，即二十碳五烯酸（EPA）和二十二碳六烯酸（DHA）是生理活性物质，能调节脂类介质的合成、细胞因子的释放、激活白细胞活性和内皮细胞活化，进而调控感染、创伤等情况下机体的过度炎性反应，起到营养和药理的联合作用。目前已经有相关商品化保健品上市，以满足人们对ω-3脂肪酸的需求。诸如由北极海狗脂肪中提取海狗油以及某些深海鱼提炼的深海鱼油胶囊等。

## 富含ω-3脂肪酸的鱼类有哪些？

ω-3脂肪酸中的EPA和DHA是两种人体不能合成、必须从外界摄取的必需脂肪酸，主要存在于鱼类的油脂中。我们已知深海鱼的油脂中富含这两类脂肪酸，如金枪鱼、沙丁鱼、鲑鱼等。除此之外，很多近海鱼和淡水鱼的EPA和DHA含量也很丰富，如鲭鱼、鳗鱼、带鱼、橡皮鱼、鲷鱼、鲮鱼、鲈鱼等。其他动物性食物中含量较少，而植物性食物中不含有EPA和DHA。

## 鱼类的烹调有什么讲究？

鱼肉中的ω-3长链不饱和脂肪酸对脂肪肝患者的好处不言而喻。但同样是吃鱼，不同的烹调方法，所能得到的益处可大不相同。目前我国的烹鱼方法无非分成以下几类：①油炸类：直接下油锅或者拍淀粉之后下油锅。②油煎类：用大量油两面煎透煎黄。③烧烤类：我国的重庆烤鱼、贵州烤鱼等通常要加大量植物油烤制，介于油煎和烤之间。烤出来的鱼外层略有焦煳，中间部分不直接受热，质嫩油少。④水炖类：先加油爆香各种香辛料再加水、酱油等煮沸，放入鱼后小火慢炖直到鱼入味。⑤蒸类：将鱼略腌，放蒸锅或微波炉中快速蒸熟。从健康角度来说，清蒸方法最有利于保持鱼的低脂特色，水炖类也比较好，因为不会受到120℃以上的高温，可基本保持脂肪酸的稳定。烧烤鱼应当注意少吃外层焦煳部分，避免受到致癌物的危害，多吃中间软嫩部分，获取有益的 ω-3 脂肪酸。制作红烧鱼的时候，宜适当缩短油煎时间。另外，ω-3 脂肪酸难以承受煎炸的高温，而且非常容易氧化，故而鱼类不宜采用煎炸的烹调方法。长时间高温的烹调油，还会产生多种有害物质，对人体不可能有什么好处。

## 为什么补充胆碱可以预防脂肪肝？

胆碱是卵磷脂的组成部分，参与体内甲基转换作用和脂蛋白代谢。饮食中缺乏胆碱可发生脂肪性肝炎和纤维化，而补充胆碱则可防止或减轻胆碱缺乏性肝损伤和酒精性肝损伤的发生。人体自身可以产生一部分胆碱，但对于大量饮酒造成的脂肪肝患者来说，还远远不够，还有必要积极地从富含胆碱的食物中获取。花生、毛豆、大豆、肝、鸡蛋等食物中都含有大量的胆碱。

## 为什么说"地中海式饮食"可预防脂肪肝？

古老的"地中海式饮食"是有利于健康的，其主要特点就是简单、清淡以及富含营养。这种特殊的饮食结构强调多吃蔬菜、水果、鱼、海鲜、豆类、坚果类食物，其次才是谷类，并且烹饪时要用植物油（含不饱和脂肪酸）来代替动物油（含饱和脂肪酸），尤其提倡用橄榄油。每人每天摄入的食物能量应有一定控制范围，如女性应在2kcal左右，男性应在2.5kcal左右。

## 哪些维生素与预防脂肪肝有关？

与脂质代谢、动脉粥样硬化和脂肪肝相关的维生素主要有B族维生素、维生素C、维生素E和β-胡萝卜素。实验动物饮食中缺乏B族维生素和维生素E可引起肝小叶中央区脂肪变性甚至坏死，而及时补充富含B族维生素的酵母或维生素E可防治肝细胞脂肪变性、抗脂质过氧化，抑制肝坏死和肝纤维化的发生。此外，维生素E对不饱和脂肪酸有抗氧化作用，可阻止血液中的氧与低密度脂蛋白－胆固醇结合，从而防治动脉粥样硬化，减少心脏病的发作次数。胡萝卜素由于它的抗氧化和清除自由基的作用，可预防脂肪肝患者发生冠心病、脑卒中及肝纤维化。长期服用维生素C可使高胆固醇血症患者的血清胆固醇水平下降，从而可防止脂肪肝、动脉粥样硬化的发生。

## 哪些食品富含预防脂肪肝的维生素？

B族维生素有$B_1$、$B_2$、$B_6$、$B_{12}$、PP、泛酸、生物素及叶酸等。它们在肝脏含量最为丰富，参与酶的组成，与代谢密切相关。黄豆芽、绿豆芽、麦芽、糠皮、豌豆苗、花生、各种豆类、鲜果、新鲜蔬菜中富含维生素$B_1$（硫胺素）；小米、大豆、干酵母、豆瓣酱、绿叶菜、动物肉、乳、肝及禽蛋含较多维生素$B_2$（核黄素）；豆类，新鲜绿色蔬菜，动物肝、肾、肉和酵母中含维生素$B_6$及泛酸、烟酸较多。维生素C在绿叶蔬菜中含量最丰富。西红柿、黄瓜等维生素C的含量虽不及绿叶蔬菜，但因常被生吃，维生素C损失少，因而也是维生素的良好来源。维生素E在植物油中含量最高，其次在豆类、坚果类和谷类中含量较高。所有绿色或黄色蔬菜均含有较多的胡萝卜素，后者在体内可进一步转化为维生素A。

## 哪些烹调方法会破坏食物中的维生素？

烹调方法会影响食物中B族维生素的含量。例如，用急火清蒸时维生素$B_1$损失约45%，而炒熟时仅损失13%。因此制作荤菜时尽可能采用急火快炒的方法。淘米搓洗可使大米中的B族维生素损失约1/4，米饭先煮后蒸可使B族维生素损失50%；煮稀饭加碱会使B族维生素全部破坏。煎炸时，食物中的维生素$B_1$几乎全部破坏，同时脂肪加热时会出现具有致癌所用的烃类。所以上述制作方法均应避免。

## 脂肪肝患者可以选择适当的保健品吗？

在严重的脂肪肝患者，除了注意控制体重、戒酒等生活方式的改变外，药物治疗也是重要的治疗组成部分，但患者往往对药物的不良反应顾虑较多。是否存在一些非药物性的保健品，对脂肪肝的防治也有效果呢？大量的研究表明，除了一些食物具有降血脂作用外，诸如螺旋藻、番茄红素等保健品，同样具有一定的防治脂肪肝作用，可以酌情选用。但需要注意的是，控制体重、合理的饮食、适当的运动等基础治疗，是脂肪肝的根本治疗措施，如单纯依赖保健品，而不结合其他措施，是不恰当的。

## 为什么说茶叶是预防脂肪肝的佳品？

茶叶所含的茶色素对抗动脉粥样硬化的作用非常明显，还可促进纤溶和降低血小板黏附率；茶叶中的芳香物质能溶解脂肪，解除油腻，帮助消化，促进吸收。茶叶所含的维生素C、维生素E以及硒等生物活性物质，可消除人体自由基，降低血脂、防治动脉粥样硬化、抗衰老；所以说茶叶是脂肪肝患者的益友，茶中又以绿茶为最佳。绿茶可很快降低人体内的胆固醇含量，绿茶内含有大量可降低胆固醇的儿茶素。绿茶在降低胆固醇上最具功效，其次是茉莉花茶、乌龙茶、铁观音和普洱茶。

应用茶叶防治高脂血症、肥胖症及其伴发的脂肪肝要重视以下几点：①饮茶以绿茶为好，以淡茶为宜。②忌空腹或睡前喝浓茶。③若兼服降脂药物，忌用茶水冲服，以免药物失效。总之，饮茶防治高脂血症、肥胖症、脂肪肝应以清淡为佳，适量为宜，现泡现饮，饭后少饮，睡前不饮，有严重心、肾并发症者慎饮，且要有长期持之以恒的饮茶习惯。

## 普洱茶在防治脂肪肝中的作用是什么？

普洱茶是中国历史悠久的特种茶，民间饮用普洱茶的人认为普洱茶具有消食、去腻、减肥、降脂等保健功效。普洱茶中含有大量茶色素和茶多糖。研究报道茶色素对冠心病、动脉粥样硬化症、高脂血症、原发性高血压等多种疾病患者血脂水平均有下调作用。普洱茶叶中含有的多糖类有效成分能降低血浆胆固醇和甘油三酯的水平。还可以防止脂肪在血管内和肝脏中沉积，起到预防脂肪肝和动脉粥样硬化的作用。因此，普洱茶有一定的调节血脂和预防脂肪肝发生的辅助治疗作用。

## 常喝牛奶为何能够预防脂肪肝？

不少高脂血症、肥胖症、脂肪肝和冠心病患者经常问到"牛奶能喝吗？"这一问题。现代医学研究结果证实，喝牛奶不仅不会升高血浆胆固醇，反而可使其降低。医学流行病学专家做过这样的调查，非洲的马西族人，尽管他们每人每天要喝4~5L发酵全脂牛奶，但他们的血胆固醇含量却不高，冠心病的发病率也很低。专家们有意识地给一些健康人每日喝720ml牛奶，1周后血胆固醇含量显著下降，且在12周中一直维持在较低的水平。专家们发现，牛奶中含有一些如3-羟基-3甲基戊二酸类物质，能抑制人体内胆固醇合成酶的活性，从而抑制体内胆固醇的合成，降低血胆固醇含量。同时，牛奶中含有较多的钙，也可减少人体对胆固醇的吸收。由此看来，对高脂血症和冠心病等患者来说，每日喝一瓶牛奶自可不必担心了。当然，营养过剩的人则应适当控制，若要喝牛奶，就须适当减少糖类的摄入量。

近年来，科学家们研究发现，酸奶中还含有一种特殊的"牛奶因子"，它与奶中的钙离子一起，可防止人体对胆固醇的吸收。而且这种"牛奶因子"本身可吸收血液中已经蓄积的胆固醇，经过志愿受试者每日喝700ml酸奶试验，1周后血清中胆固醇可下降5%~10%。这一信息对于高脂血症、脂肪肝、动脉粥样硬化症、冠心病、高血压病等心脑血管病症患者来说，无疑是一个福音。

营养学专家指出，牛奶最理想的饮用方法是和咸饼干一起放进嘴里，慢慢咀嚼饮用。也就是说，牛奶宜吃不宜喝，即牛奶应尽量小口饮用。有些人喜欢将牛奶大口大口地喝下去，这样会减少牛奶在口腔中混合唾液的机会，一经接触胃中的酸性液体，牛奶中的蛋白质和脂肪就会结成凝块状，形成不易消化的物质，一些肠胃功能较弱的人尤其是中老年人，常会引起腹泻或因异常发酵而导致腹胀不适。这一点应引起重视。

## 大豆对于脂肪肝有何食疗价值？

我国历代医家特别器重大豆的药用保健价值，中医学认为，大豆性味甘、平，归脾、肾、大肠经。有健脾宽中、润燥消水、清热解毒、活血祛风等功效。

西医学研究表明，大豆及大豆制品均具有降低血胆固醇作用。大豆所含的脂肪酸是不饱和双烯脂肪酸，即亚油酸，占所含脂肪的55%以上；大豆还含有大量的豆固醇，几乎不含胆固醇，可以起到抑制机体吸收动物食品所含胆固醇的作用，协同不饱和脂肪酸与体内胆固醇结合转变为液态，随尿排出体外，从而降低胆固醇的含量，有助于高脂血症及其并发脂肪肝、高血压病、动脉粥样硬化症患者的康复。另外大豆中的卵磷脂、蛋白-C，异黄酮，大豆皂苷等均有明显的防治脂肪肝作用。

用大豆及豆浆、豆腐脑、豆腐、腐竹、千张（百页）等豆制品制作的美味食品及药膳佳肴，物美价廉，品种繁多，都具有良好的降脂、降压、降糖和健身、美容、益寿等作用。对中老年人来说，应用大豆防治高脂血症，更为可取的是服食豆浆、豆奶及豆腐、豆腐脑等爽口舒心的食品。

值得注意的是，在家庭自制豆浆时，请勿随意丢弃豆渣，因为豆渣不仅含有丰富且容易为人吸收的钙，对中老年人减缓骨质疏松、脆弱，防止动脉粥样硬化有好处，而且豆渣含热能低，纤维素多，在肠道具有吸附胆固醇的作用；还有，豆渣食后有饱腹感，对高脂血症、肥胖症及其伴发脂肪肝、糖尿病以及心脑血管病患者来说，是较理想的治疗食品，并有较好的疗效。为了使豆渣食之有味，可以将豆渣和入燕麦粉中，制成豆渣燕麦饼，松软可口，香酥爽人。在食用大豆及其大豆制品时，要注意适量有度。肾炎患者应少食毛豆（青嫩的黄豆），以防血清中非蛋白氮成分增多。黄豆属含嘌呤食物，凡中老年痛风患者不宜多吃。

## 螺旋藻在防治脂肪肝中的作用是什么？

螺旋藻是一种富含蛋白质（60%~70%）的海洋微生物，此外也含有类胡萝卜素、维生素E、藻蓝蛋白和叶绿素。最近多项研究报道它的抗氧化和肝细胞保护作用。日本学者Tsuneyama等报道螺旋藻可有效地对抗MSG小鼠肥胖、胰岛素抵抗、高脂血症和非酒精性脂肪肝，其活性成分藻蓝蛋白可增加血清脂联素水平。研究者指出，螺旋藻可作为非酒精性脂肪肝患者的一种有用的补充性食物。

## 番茄红素在防治脂肪肝中的作用是什么？

番茄红素是一种类胡萝卜素，它主要存在于番茄及其制品和西瓜、葡萄柚等植物食物中，同时也广泛分布于人体的各种器官和组织中。番茄红素作为一种功能性色素，目前已证实具有抗氧化、降低血脂、抑制突变、抑制肿瘤细胞增殖、诱导细胞间隙连接通讯、增强机体免疫、调节环加氧酶新陈代谢等功能，其中抗氧化和降低血脂的作用正日益受到关注。有实验研究表明，番茄红素可减轻肝脏脂质过氧化反应，促使氧化和抗氧化机制恢复平衡，阻断自由基的链式反应，减轻肝脏的炎症损伤和脂肪变性程度，使肝细胞的结构与功能恢复正常。因此，番茄红素有一定的防治脂肪肝的作用。

## 林蛙卵油在防治脂肪肝中的作用是什么？

林蛙卵为蛙科动物中国林蛙的卵。中国林蛙主要产于长白山区域，林蛙卵含有维生素D、维生素E以及β-胡萝卜素，富含磷脂酰胆碱和磷脂酰乙醇胺，其中雌二醇的含量也甚高。林蛙卵油含多种微量元素及不饱和脂肪酸，并具有显著抑制血小板聚集和降血脂作用，明显降低过氧化脂质含量。林蛙卵中含有的不饱和脂肪酸以及富含的雌二醇，均具有降血脂的作用。因此，林蛙卵油软胶囊具有较好的调节血脂作用。

## 脂肪肝患者多吃水果对吗？

新鲜水果富含水分、维生素、纤维素和矿物质，经常食用无疑有益于健康。然而，水果的保健作用并非越多越好。因为水果含有一定的糖类，长期过多进食可导致血糖、血脂升高，甚至诱发肥胖，因此肥胖、糖尿病、高脂血症和脂肪肝患者不宜多吃水果。当前我们应时刻考虑膳食热量过剩可能对健康带来的危害，应尽可能选用苹果、梨等含糖量低的水果，且量不能太多，必要时以萝卜、黄瓜、西红柿等蔬菜代替水果；尽量在餐前或两餐之间饥饿时进食水果，以减少正餐进食量。总之，对于温饱解决以后的广大群众而言，缺少的不是"营养（热量）"，而是运动；急需的不是补品和药物，而是科学的生活方式。只要我们做到"少吃、多动，少饮酒、慎用药"，就一定能够有效控制脂肪肝。

## 为什么说多吃葡萄可预防脂肪肝？

葡萄为葡萄科葡萄属木质藤本植物的果实。历来被视为珍果，名列世界四大水果之首。葡萄是一种营养价值较高的水果，每100g可食部分中含有水分88.7g，蛋白质0.5g，脂肪0.2g，膳食纤维0.4g，糖类9.9g，钙5mg，磷13mg，铁0.4mg，锌0.18mg。此外，它还含有胡萝卜素50μg，维生素$B_1$

0.04mg。维生素 $B_2$ 0.02mg，烟酸 0.2mg，维生素 C 25mg，以及有机酸、卵磷脂、氨基酸、果胶等成分。

中医认为葡萄味甘、酸，性平，具有补气血、强筋骨、利小便等功效，可用于气血虚弱、肺虚咳嗽、心悸、盗汗、风湿骨痛、淋病、小便不利等症。葡萄酒是世界上消费量最大的饮料之一，葡萄酒色、香、味俱佳，营养价值亦高。葡萄酒的乙醇含量低，适量饮用葡萄酒具有滋阴补脾、健胃强身、舒筋活血、益气安神等功效。

近代营养学实验研究，发现葡萄有降低肝脏胆固醇含量的作用。葡萄对增强人体体质和促进消化功能也有影响。葡萄除供鲜食外，还可制作成葡萄酒、汁、干和罐头等。也可作为茶、粥、羹、菜肴等食谱的原料。葡萄虽好，但多食会使人烦闷并可引起泄泻，故不宜过多食用。

## 为什么说苹果是预防脂肪肝的佳品？

苹果其性凉味甘，除含有蛋白质、复合碳水化合物、食物纤维外，还含多种维生素、矿物质元素及丰富的苹果果胶，含钾量高，相对含钠量低，是优质高钾植物。苹果所含的纤维素、有机酸成分，可促进肠胃蠕动，增加粪便体积，使其变得松软，易于排出，从而减少胆固醇的吸收，使机体血清胆固醇和肝脏胆固醇含量显著降低。注意：①平素有胃寒病者忌食生冷苹果。②患有糖尿病者忌食。③苹果是碱性食物，对胃酸分泌较少或过少者，尤其中老年人患萎缩性胃炎者，不宜在饭前或餐中服食，苹果多食令人腹胀，可于饭后每日食用1~2个苹果，食用苹果时应适量减少主食的摄入量。

## 为什么说红枣是预防脂肪肝的佳品？

红枣俗名干枣、大枣，其性温味甘。它是药食兼用品，营养价值很高，富含维生素C，每100g鲜枣中含量高达400~600mg，冠于百果之首，故有"天然维生素丸"之称。红枣还含有胡萝卜素、核黄素、钙、磷、铁等营养素。红枣具有抗氧化作用和直接清除自由基作用。动物实验研究表明，对四氯化碳肝损伤的家兔，每日喂红枣煎剂1周，可使血清总蛋白与白蛋白较对照组明显增加，表明红枣有护肝作用。红枣中含有芦丁成分，临床研究发现，它有降低血清胆固醇、降低血压、保护肝脏的作用。注意：凡属热证、实证的患者，症见胃脘胀满、湿痰盛热、胃热过多、积滞、牙痛等均不宜食用。

## 为什么说香菇是预防脂肪肝的佳品？

香菇中的香菇嘌呤、胆碱、氧化酶以及某些核酸物质，能有效地溶解和排出体内过多的胆固醇，香菇含有丰富的纤维素，能促进胃肠蠕动，不仅可减少肠道对胆固醇的吸收，而且可防治便秘，因此、对于患有高脂血症、脂肪肝等"富贵病"的患者来说，香菇是绝妙的保健佳蔬。

## 为什么说山楂是预防脂肪肝的佳品？

山楂俗名红果、山里红，为蔷薇科植物山楂的成熟果实，其性微温、味酸甘。它含糖分、维生素、胡萝卜素、脂肪、蛋白质、淀粉、苹果酸、枸橼酸、钙和铁等物质，特别是维生素C的含量较为丰富，比苹果、桃子、梨子还多，其含钾量也很高，为优质高钾食物。山楂有显著的降血清胆固醇、甘油三酯作用，并对防治动脉硬化有重要意义。药理分析认为，山楂的降脂作用是脂质的清除，有利于血糖的同化和肝糖代谢，适宜脂肪肝患者经常食用。注意：脾胃虚弱者，忌用；有龋齿者，不宜多食；服用人参或西洋参期间，忌食。

## 为什么说绿豆是预防脂肪肝的佳品？

绿豆又名青小豆，其性凉、味甘，含有丰富的蛋白质、复合碳水化合物和膳食纤维，而脂肪含量较少。绿豆中还含有一种球蛋白和多糖成分，能促进动物体内胆固醇在肝脏分解成胆酸，加速胆汁中胆盐排出和降低小肠对胆固醇的吸收；绿豆中的多糖成分，还能增强血清脂蛋白酶活性，使脂蛋白中甘油三酯水解，达到降低血脂的作用，从而可防治脂肪肝、高脂血症、冠心病、心绞痛等。但绿豆性凉，脾胃虚寒滑泄者，忌之。

## 为什么说花生是预防脂肪肝的佳品？

花生俗名落花生、长生果，它性平、味甘，主含脂肪酸，且80%以上为不饱和脂肪酸，具有降低胆固醇作用，并含优质蛋白质（其含量仅次于大豆），易被人体所吸收；同时含大量碳水化合物，多种维生素以及钙、磷、铁、硒、钾、钠、镁等二十多种微量元素，还含三萜类皂苷、卵磷脂、胆碱活性成分。花生外壳也有类似作用，而且其木质素可制成不含糖的新兴药品木糖醇，是糖尿病和糖尿病性脂肪肝患者的最佳营养品之一。

中医认为花生较滋腻，凡体寒湿滞、滑肠便泄者不宜食用。花生含脂肪酸成分较多，一次食入过多，会引起滑肠腹泻；不可吃霉变的花生，霉变花生多是受了真菌污染，其中以黄曲霉菌污染最为严重，其代谢产物黄曲霉毒素为强致癌物，经常吃霉变花生可引发肝癌。

## 为什么说魔芋是预防脂肪肝的佳品？

魔芋俗称黑芋头，它所含的葡萄糖甘露聚糖是一种纤维素，吸水性强，膨胀后可形成体积很大的凝胶纤维状结构，可提高食物的黏滞度，延缓胃排空和食物在肠道内的消化吸收，可有效降低餐后血糖水平，并有降脂作用。它是一种低热、高膳食纤维的食品，具有良好的降血脂和抗脂肪肝作用。

魔芋加工成的食品还有明显的减肥作用，中老年糖尿病患者多伴发脂肪肝、肥胖症，十分适合服用魔芋保健品，加之所含葡萄糖甘露聚糖能抑制饮食中过量胆固醇被人体吸收，可预防心血管疾病、降低动脉粥样硬化、减少高血压病的危害。

但是，应注意魔芋有小毒，以根头毒性最大。

## 为什么说花粉是预防脂肪肝的佳品？

花粉为种子植物雄蕊花粉囊内的粉状体，它分三种类型，一种是天然花粉，即蜜蜂采集的蜜源花粉，另两种是"蜂粮"和人工花粉。目前市场上研制的花粉食品及花粉滋补营养药品用的是蜜蜂采集的花粉。花粉含有丰富的蛋白质、糖类、维生素和脂肪酸、黄酮类、萜烯酸及多种微量元素，其共同作用的结果，不仅具有抗溃疡、抗炎、利尿，提高心肌收缩力等功效，还具有降低胆固醇和甘油三酯的作用。实验研究表明，花粉对硫代乙酰胺及四氯化碳所致的大、小鼠肝损伤者有一定的保护作用，蜂花粉可明显抑制大鼠肝中甘油三酯的升高与肝细胞的脂肪变性。注意：少年、儿童及肥胖性脂肪肝患者，不宜服用花粉，以免促使性早熟。

## 为什么说洋葱是预防脂肪肝的佳品？

中医认为，洋葱性味甘、辛、平，有清热化痰、解毒杀虫等功效。洋葱营养丰富，含有丰富的钙、铁质和多种维生素，还含有胡萝卜素、维生素 $B_1$、烟酸等多种维生素，特别是它含有的二烯丙基硫化物、烯丙基二硫化物、硫氨基酸、蒜氨酸等具有降低胆固醇和血脂的作用及杀菌作用。科学家还发现洋葱中含有前列腺素A，能降低人体外周血管阻力，降低血压，并使血压稳定，对血管有软化作用，具有舒张血管的功能。洋葱还含有较多的谷胱氨酸，这是一种抗衰老物质，能推迟细胞的衰老，这些都有益于老年人，久食使人延年益寿。现代医学研究证明，洋葱含有降血糖物质——甲苯磺丁脲。洋葱所含"栎皮黄素"是目前所知最有效的天然抗癌药物之一，可抑制多种致癌物质活动，有阻止癌细胞的功能。加上其所含较多硒，为微量元素中的抗癌之王。由此可见洋葱对高血压、高血脂、糖尿病、动脉硬化以至癌症均有调理、治疗作用。

洋葱在加工时，常有刺激性气体散发出来，使人流泪不止，因此应先蘸水后操作，为了保持其有效成分不丢失，烹饪宜急火熘炒。

## 为什么说萝卜是预防脂肪肝的佳品？

萝卜性寒、味辛甘，可消积滞、化痰清热、下气宽中、解毒。①消食通便：萝卜中的芥子油和粗纤维可促进胃肠蠕动，促进消化，有助于体内废物的排出。②减肥强体：萝卜所含热量较少，纤维素较多，吃后易产生饱胀感，且助于减肥。含有丰富的维生素C、维生素A和维生素B族维生素及一定数量的矿物质、微量元素（如钙、磷、铁等），可避免维生素缺乏，预防贫血、干眼症和皮肤角质化过度等多种疾病的发生。它还能诱导人体自身产生干扰素，增加机体免疫力。③降脂平压：萝卜可降低血脂、软化血管、稳定血压，预防冠心病、动脉硬化、胆石症等疾病。④防癌抗癌：萝卜中的一些酶具有分解亚硝胺的作用，可减少亚硝胺对消化系统的不利影响，降低其致癌危险性，具有预防胃癌、食道癌的积极作用。

对于萝卜的服食方法，由于高温会破坏其活性成分，所以提倡在注意卫生的原则下，尽可能生食之。

## 为什么说黄瓜是预防脂肪肝的佳品？

黄瓜性凉、味甘，具有清热、利水、除湿、滑肠等功效。鲜黄瓜含有丙醇二酸，有抑制体内糖类物质转为脂肪的功能，发胖之人常食则有减肥作用。黄瓜中还含有娇嫩的细纤维素，可促进肠道中腐败食物排泄和降低血液中的胆固醇和甘油三酯。

值得注意的是黄瓜在培育过程中施肥较多，因此在食用时一定要清洗干净，以防病从口入。

## 为什么说燕麦是预防脂肪肝的佳品？

燕麦每100g约含蛋白质14.7g，脂肪7.14g，粗纤维1.2g，钙26mg，磷329mg，铁3.25mg，维生素$B_1$ 0.6mg，维生素$B_2$ 0.14mg，烟酸1mg，并发现含有较多的亚油酸，占燕麦全部不饱和脂肪酸的35%~52%。人体及动物实验表明：长期食用燕麦加工成的燕麦片，对降低人体血液胆固醇、β-脂蛋白和甘油三酯均有显著效果。

临床观察进一步肯定了燕麦中含有丰富的亚油酸、氨基酸和其他保健营养成分。这些成分除对高血脂有明显疗效外，对防治脂肪肝、肝炎后的肥胖、动脉粥样硬化、高血压、糖尿病也有较好的效果，对儿童智力和骨骼发育也大有益处。燕麦来源广泛，价格便宜，是防治脂肪肝的廉价食品，备受人们的青睐。

## 什么是全麦食品？

首先我们知道小麦、燕麦、黑麦、大麦等都是以谷粒形式存在的。谷粒的结构包括3层，外面是麸皮，中央是胚，两者之间是胚乳。胚乳主要含淀粉、蛋白质，胚主要含维生素、矿物质和油脂，而麸皮的主要成分是纤维素。确切的全麦食品概念应当是指全谷类食品，常见的全谷类食品有燕麦、大麦、荞麦、糙米、小米、全麦粉、全麦面包、玉米。全谷类食品指的是用没有去掉麸皮的麦类磨成面粉所做的食物，由于没有经过任何加工或很少加工，因而其营养成分比全麦面粉更为丰富，也具有更低的血糖生成指数。全麦食品，比我们一般吃的富强粉等去掉了麸皮的精制面粉颜色黑一些，口感也较粗糙。全麦食品一般包括全麦饼干、全麦面包、燕麦片、玉米花、糙米和粗磨的谷类食物等。

## 为什么说全麦食品能防治脂肪肝？

全麦是膳食纤维的天然食物来源，可降低胆固醇，有效地预防动脉硬化、脂肪肝、脑梗死、心肌梗死等病症。全麦食品中的高吸水性纤维更能使食物膨胀，增加粪便的体积，促进胃肠的蠕动，使大便正常。全麦食品中含有丰富的小麦胚，可以大大地降低体内胆固醇和甘油三酸酯的含量。更让人意外的是，小麦胚只减少低密度脂蛋白（LDL）的含量，对好的胆固醇（HDL）却无影响，并可以防止低密度脂蛋白发生氧化破坏，从而避免动脉内沉积斑块而引起心脏病和脑卒中的发作。全麦食品不含脂肪，热量低，富含复合碳水化合物，而且含有大量的营养素，如B族维生素（叶酸、烟酸、维生素$B_1$）、维生素E、钾、硒和铁等，所以，对于所有的人来说，定期适量补充全麦食品是十分必要的，对于高脂血症、肥胖症、脂肪肝患者更加必要。

## 为什么说芹菜是预防脂肪肝的佳品？

芹菜，是人们喜欢吃的一种美味蔬菜，有水芹和旱芹两种。当然，人们爱食芹菜，主要与它丰富的营养价值有关。据测定，100g芹菜中，含蛋白质2.2g、碳水化合物10g、脂肪0.3g、糖类1.8g、钙160mg、磷61mg、铁8.5mg。此外，还含有丰富的胡萝卜素和维生意A、P、C，以及烟酸、芫荽苷、挥发油、甘露醇等等。芹菜的这些特点，决定了它是高血压、高血脂、动脉硬化、神经衰弱等患者的理想食品，久食有辅助治疗作用。芹菜含铁较多，故亦是缺铁性贫血患者的佳蔬和补品。芹菜含有大量的粗纤维，可刺激胃肠蠕动、促进排便，故便秘者食之有治疗和预防便秘的作用，老年体弱气虚，排便无力者尤为适用。

## 为什么说黑木耳是预防脂肪肝的佳品？

中医认为黑木耳性味甘平，入胃、肝、大肠经，具有益气养血，凉血止血作用。

黑木耳中有核酸类物质，它可降低动物血清和肝脏中胆固醇含量，阻止脂肪肝形成，减轻或延续动脉粥样硬化的形成；黑木耳含有大量的纤维素，可增加大便体积，促进胃肠蠕动，将胆固醇及废物及时排出体外；黑木耳含有的丰富的维生素和钾离子，对防治高脂血症及冠心病有积极作用。对于出血及有出血倾向和月经期妇女，暂时不要用黑木耳进补。

# 附　录

# 脂肪肝相关通用检查项目及临床意义

| 项目名称 | | 正常值 | 异常值意义 |
|---|---|---|---|
| 血常规 | 白细胞计数 | （3.69~9.16）×$10^9$/L | 增高提示炎症反应；降低时免疫力下降 |
| | 中性粒细胞% | 50.0%~70.0% | 增高提示炎症反应；降低提示细菌感染可能性低 |
| | 淋巴细胞% | 20.0%~40.0% | 增高提示病毒感染；降低提示病毒感染可能性低 |
| | 红细胞计数 | （3.68~5.13）×$10^{12}$/L | 明显升高要考虑红细胞增多症；降低提示贫血 |
| | 血红蛋白 | 113~151g/L | 明显升高要考虑红细胞增多症；降低提示贫血 |
| | 血小板计数 | （101~320）×$10^9$/L | 增高时易于形成血栓；降低时出血风险增加 |
| 血糖及糖化血红蛋白 | 空腹血糖 | 3.90~6.10mmol/L | 增高提示糖尿病可能；降低时脑部能量功能不足 |
| | 随机血糖 | <11.10mmol/L | |
| | 糖化血红蛋白 | 4.7%~6.4% | |
| 血脂 | 甘油三酯 | 0.56~1.70mmol/L | 增高易导致脂肪肝、动脉粥样硬化；降低无明确风险 |
| | 胆固醇 | 2.33~5.70mmol/L | 增高易导致脂肪肝、动脉粥样硬化；降低时脑出血风险增加 |
| | 低密度脂蛋白 | 1.30~4.30mmol/L | 增高易导致脂肪肝、动脉粥样硬化；降低无明确风险 |
| | 极低密度脂蛋白 | 0.21~0.78mmol/L | 代谢后转变为低密度脂蛋白，意义与后者基本相同 |
| | 高密度脂蛋白 | 0.80~1.80mmol/L | 升高无明确风险；降低易导致脂肪肝、动脉粥样硬化 |
| 肝功能 | 谷丙转氨酶 | 10~64IU/L | 增高提示肝功能受损；降低无明确风险 |
| | 谷草转氨酶 | 8~40IU/L | |
| | 碱性磷酸酶 | 35~104IU/L | |
| | 乳酸脱氢酶 | 135~214IU/L | |
| | γ-谷氨酰基转肽酶 | 7~64IU/L | |
| | 总胆汁酸 | 0~15μmol/L | |
| | 总胆红素 | 17~21μmol/L | 增高提示黄疸，一定程度上亦提示肝功能受损 |